Confidences d'un gynécologue... la suite

Des mêmes auteurs

Confidences d'un gynécologue, Plon, 2005.
Les Hommes racontés par les femmes, Plon, 2006.

Docteur Gérard Salama
Nathalie Demarta

Confidences d'un gynécologue... la suite

Plon
www.plon.fr

ISBN 978-2-259-20817-8

« Quarante ans, c'est la vieillesse de la jeunesse, mais cinquante ans, c'est la jeunesse de la vieillesse. »

Victor HUGO.

« Je n'ai qu'une seule ride, et je suis assise dessus. »

Jeanne CALMENT.

Avant-propos

Je souhaite à travers ces pages lever le voile sur les questions jugées taboues que tant de femmes n'osent pas poser.

Je veux éclairer celles qui ont quarante ans et qui s'angoissent à l'idée de franchir le cap de la cinquantaine, rassurer celles de cinquante ans qui craignent de ne plus jamais être de véritables femmes et apporter la preuve que l'on peut faire perdurer tous les atouts de la féminité jusqu'à soixante ans et bien plus, à tous ceux et à toutes celles qui en doutent encore.

Cette nouvelle temporalité, qui fait suite aux années de procréation, peut être le tremplin vers un nouvel épanouissement.

Introduction

« On ne naît pas femme, on le devient », disait Simone de Beauvoir, et j'ajouterai que les femmes ne le deviennent jamais autant et aussi parfaitement qu'à l'approche de la cinquantaine.

Mon métier me permet d'être le témoin des étapes majeures de la vie d'une femme : les débuts de la féminité, avec l'apparition des règles, la puberté qui métamorphose les corps enfantins en ébauches de future femme, l'angoisse de la première fois, le choix de contraception à mettre en place.

Plus tard arrive le désir d'enfanter parfois vécu comme un parcours du combattant, toujours magique quand le ventre devient tellement rond qu'on ne voit plus que ça. Du suivi de la grossesse jusqu'à la naissance, du baby blues jusqu'au bonheur total, la vie des femmes est un bouleversement hormonal perpétuel, jusqu'à ce que ces fameuses hormones entament leur diminution progressive, avant de disparaître totalement.

À soixante ans, les femmes sont belles, à cinquante ans, elles sont magnifiques, et à quarante-cinq ans... elles sont anxieuses. Les femmes de la quarantaine sont inquiètes, se posent beaucoup de questions, la peur de l'inconnu les amène à croire que la vieillesse va tomber comme un couperet à l'approche de la cinquantaine. Mais il ne faut pas redouter cet instant au point de le diaboliser, même s'il représente effectivement un véritable tourbillon hormonal. Il faut s'y préparer, afin de ne pas le vivre comme une grande période de déstabilisation et de perte d'estime de soi.

Assujetties à leur impitoyable horloge biologique, il est des moments où les femmes sont violemment rappelées à l'ordre du temps qui passe. Le tic-tac peut alors provoquer quelques palpitations. Et lorsque les hormones s'enfuient à toute vitesse et que les dernières taches de sang disparaissent à tout jamais, que le simple fait d'être maîtresse de son désir d'enfanter n'est plus d'actualité, certaines femmes s'imaginent vivre les derniers moments de leur féminité. La perte de contrôle de leur corps est un sentiment extrêmement perturbant.

Or, de nos jours, en conjuguant l'expérience de la vie acquise à cet âge, l'accomplissement personnel et les conseils de l'interlocuteur d'en face, en l'occurrence le gynécologue qui peut apporter ce que la médecine moderne est en mesure d'offrir, on peut arriver à une période mirifique !

C'est l'âge où les femmes commencent à sentir leur pouvoir de séduction s'effilocher dangereusement. La nouvelle génération, celle des vingt ans, arrive sur le marché et leur donne le sentiment de ne plus être en première ligne. Elles guettent le regard des hommes pour s'assurer d'être encore dans la course à la séduction. Et plus elles guettent, plus elles affichent un air inquiet et moins elles sont regardées. Elles apportent elles-mêmes l'eau qui manquait à leur moulin de doutes et brandissent leurs conclusions : une page est tournée, mais que faut-il faire ?

Aujourd'hui une femme de cinquante ans est presque à la moitié de sa vie.

Cette période inédite, due à l'allongement de l'espérance de vie, est un bonus à saisir avant que la véritable vieillesse vienne s'installer. Tout est encore à faire, à refaire, ou parfois même à défaire.

Je veux tenter de rassurer les femmes, je veux leur donner la preuve qu'elles sont encore toutes-puissantes et souvent bien plus séduisantes à partir de quarante-cinq ans qu'à vingt ans. Ce n'est pas la jeunesse qui confère tout son pouvoir à la féminité. Bien au contraire, et certaines femmes enrichissent leur capital féminité au rythme des années. Je veux prouver qu'une femme de quarante, quarante-cinq ans doit préparer la deuxième partie de sa vie, et que le cliché qui consiste à considérer qu'une femme ménopausée est amputée d'une partie de sa féminité est obsolète.

Et pourtant, quelle femme de quarante ans rêve aujourd'hui d'atteindre enfin cette étape incontournable qu'est la ménopause ? Aucune !

Le simple fait d'évoquer ce mot terrorise celles qui ne l'ont pas encore vécue. Certains journaux féminins l'ont diabolisée, des médecins en ont parlé sur un ton si sombre que personne évidemment n'est tenté par cette expérience qui représente une des étapes clés qui rythment la vie d'une femme.

En 2008, on ne subit plus sa ménopause, on la maîtrise, on la contrôle, on en supprime les symptômes. Chaque problème a au moins une solution, l'exprimer est déjà ouvrir la voie de la résolution. La chute hormonale ne peut être évitée, alors plutôt que la nier ou la diaboliser il faut l'apprivoiser, être à l'écoute de son corps et trouver les meilleures solutions pour mieux la défier.

Les hommes sont d'une totale ignorance sur le sujet. Ils sont souvent déstabilisés par cette phase qui arrive au moment même où s'opère chez eux une diminution de la libido. Pour certains d'entre eux, qui voient en leur femme ménopausée un symptôme de leur vieillesse, se tourner vers une partenaire plus jeune peut donner une illusion d'éternité.

Retour vers le passé

Au Moyen Âge, l'espérance de vie ne dépassait pas trente ans. La ménopause n'existait donc pas, parce que la mort ne lui laissait pas le temps d'émerger. Cette forme de jeunesse éternelle ne ferait malgré tout rêver personne aujourd'hui.

Dans les années 50, l'idée dominante était que l'espérance de vie ne dépasserait pas soixante-quinze ans dans les années futures. Or, en 2008, les femmes vivent en moyenne quatre-vingt-quatre ans, et les hommes soixante-dix-sept ans. Et il semblerait, d'après certaines études, que parmi les filles nées en France en 2005 50 % atteindraient quatre-vingt-quatorze ans et 16 % vivraient jusqu'à cent ans !

L'espérance de vie devrait encore s'allonger considérablement au fil du XXIe siècle, grâce aux avancées de la médecine. Les percées en génétique et en biologie moléculaire laissent prévoir la mise au point de nouvelles thérapies visant à ralentir le processus de vieillissement.

Mais le problème qui prend de plus en plus d'ampleur et sur lequel bon nombre de chercheurs planchent jour et nuit est le suivant : en l'état actuel de nos connaissances, on ne peut toujours pas rajeunir l'âge de nos cellules. Même si on peut repousser de plus en plus certains aspects du vieillissement, que ce soit à travers une hygiène de vie meilleure ou grâce à quelques interventions esthétiques, à partir d'un certain stade nos cellules ne se renouvellent plus.

Des résultats scientifiques attribuent certes de nombreuses vertus bienfaisantes à la DHEA, l'hormone incriminée dans le vieillissement cellulaire, considérée par certains comme la pilule anti-âge. Mais les doutes persistent et le principe de précaution s'impose.

Une femme possède en moyenne un stock de quatre cents ovules dans toute sa vie, et ce stock n'est pas renouvelable à ce jour. Au fur et à mesure que le temps passe, ce quota d'ovules s'épuise, et même si les hormones régulatrices cérébrales continuent à être sécrétées, en raison de la diminution du nombre d'ovocytes les cycles deviennent de plus en plus irréguliers, jusqu'à ce qu'il n'y ait plus du tout d'ovulation. Les ovaires eux-mêmes ne fabriquent plus d'hormones et les règles s'arrêtent.

Nous admettons difficilement que nous sommes destinés à transmettre les gènes d'une génération à l'autre, pour finir par disparaître, tout simplement parce que l'éternité n'existe pas. La sagesse voudrait que nous soyons conscients et heureux de ne pas être conçus pour durer.

Mais avoir cinquante ans en 2008 n'est pas une catastrophe biologique ! On a aujourd'hui les moyens de faire perdurer le corps et l'esprit dans un parfait équilibre, grâce aux progrès de la médecine mais aussi grâce à des produits plus « naturels » et à des conseils de vie plus saine. Nous ne vieillirons donc pas comme nos aïeux.

D'ailleurs les femmes qui ont soixante ans aujourd'hui n'ont rien de la vieille femme d'antan.

Elles ne ressemblent pas à nos grands-mères qui n'avaient d'autre choix que de « prendre sur soi » et de ne surtout pas se plaindre des effets du temps que dame nature contrôlait. Au début du XXe siècle, les femmes qui continuaient à se farder et à faire preuve de coquetterie alors qu'elles n'avaient plus la possibilité d'enfanter étaient jugées indécentes. Leur désir de plaire aux hommes était considéré comme une incapacité à maîtriser leurs besoins libidineux.

Mais entre le tabou que représentait la ménopause il y a trente ans et la surmédiatisation du XXIe siècle, il existe un juste milieu. Le premier congrès mondial de médecine sur le sujet n'a eu lieu qu'en 1976. L'époque où on nommait la ménopause « âge critique » n'est pas si loin !

Aujourd'hui, à force d'énoncer les cas les plus sévères, d'établir des listes exhaustives de symptômes, les femmes ont des bouffées de chaleur bien avant l'heure.

Et si les mentalités ont évolué, pour autant rares sont celles qui brandissent l'étendard de la fin de la conception, par pudeur ou par coquetterie, même après avoir conçu plus qu'elles n'espéraient. Si par hasard, au détour d'une conversation dans un dîner, la ménopause est évoquée, aucune femme n'en témoignera. Elles affichent généralement un air faussement étonné, comme pour affirmer leur méconnaissance du sujet.

Et tout le problème vient de là : cette étape est vécue par beaucoup trop de femmes comme une perte de féminité. La ménopause n'est pas comme beaucoup l'ont clamé le temps des deuils. En effet, les femmes ne peuvent plus procréer, en effet il est fini le temps de la maternité, mais ce n'est en aucun cas le deuil de la féminité. Bien au contraire ! Un nouveau départ s'offre aux femmes. Et ce n'est pas celui qui mène à la décrépitude. Lâcher prise et s'en priver reviendrait à renoncer clairement à une nouvelle part de bonheur. Deux options s'offrent à elles : décider que c'est la fin et vivre avec cette idée pendant encore quarante années... Ou profiter de ce tournant pour s'émanciper. Retrouver une deuxième adolescence, avec en prime l'épanouissement qui leur faisait cruellement défaut à l'aube de leurs quinze ans. Cela paraît plus tentant, non ?

Pour les femmes qui n'ont pas pu avoir d'enfants et qui désespéraient de concevoir un jour, la clarté du message est sans ambiguïté : la pause définitive est là. Et pour celles-ci, ce n'est pas le temps des deuils, des plus jamais, et des jamais plus. Très souvent elles se sentent soulagées et savent qu'il est temps de passer à une autre ère. Le temps de l'échec n'est plus, elles peuvent tourner la page définitivement et souffler. Elles sont enfin sorties de la course à la fécondation dans laquelle elles étaient toujours perdantes.

Pour celles qui sont mères, c'est l'âge où, libérées des contraintes familiales, les femmes peuvent enfin ne penser qu'à elles, à leur épanouissement personnel qui pour certaines passe par l'accomplissement professionnel.

D'ailleurs, combien de femmes se réalisent sur le plan professionnel à la cinquantaine ! Toutes ces femmes qui investissent la scène politique, qui accèdent aux plus hautes responsabilités dans les entreprises...

Pourtant, toutes celles que je côtoie, ces femmes brillantes, de la cinquantaine et plus, ministres, actrices de cinéma, chefs d'entreprise, mais aussi Madame Tout-le-Monde, ont néanmoins cette angoisse de ne pas pouvoir faire perdurer leur bonne santé physique.

De nombreuses femmes sont effrayées de constater les signes du vieillissement qui apparaissent sur leur visage et sur leur corps. Il faut donc cultiver les apparences afin de redorer l'estime de soi. Soigner les apparences ne veut pas dire cultiver son quotient « superficialité », mais, c'est simple, se sentir belle rend belle et donne de l'énergie positive : il n'existe rien de mieux que l'optimisme pour rajeunir. Il paraît même que les pessimistes vivent moins longtemps que les autres. Pas la peine de s'inquiéter, il est toujours temps de se reprendre. Nous avons la chance aujourd'hui de pouvoir proposer toute une palette de solutions possibles, qui vont des véritables traitements aux remèdes les plus naturels.

Le temps n'est pas un ennemi

Accepter de vieillir, c'est déjà rajeunir. Et lorsque l'angoisse de la vieillesse se cristallise en refus catégorique d'affronter la réalité, le danger guette. En réalité, prendre conscience du temps qui passe permet de savourer pleinement l'existence.

Femmes de la quarantaine

Quand les femmes dépassent le cap de la quarantaine, et particulièrement vers quarante-cinq ans, elles commencent à se scruter de vraiment très près ! Elles guettent la nouvelle ride, ont la sensation d'en avoir vu apparaître une vingtaine le jour de leur anniversaire, et elles se projettent immédiatement dans la future dizaine que leur apporteront leurs cinquante printemps. Elles réalisent qu'elles ont déjà vécu le double de leurs cadettes de vingt ans, alors qu'elles s'en souviennent comme si c'était hier.

Elles tendent chaque jour un peu plus les bras quand elles lisent, jusqu'à être en totale extension et rêver qu'ils s'allongent encore davantage, et c'est alors qu'elles réalisent que l'heure de la première paire de lunettes a sonné. En fait, elles se trouvent en proie à une angoisse qui n'est autre que la peur de vieillir. Elles s'estiment en sursis et considèrent que le pire est à venir avec, à la clé, cerise sur le gâteau, la fameuse ménopause qui met un terme à ce qui fait d'elles l'essence même de ce qu'elles sont : les matrices de l'Univers.

Certains signaux physiques bien réels viennent aggraver cette anxiété galopante. À quarante ans, tout fonctionne encore parfaitement, à cinquante ans, les ovaires cessent définitivement de fonctionner. Et entre les deux, vers quarante-cinq ans, on constate des troubles intermédiaires de l'ovaire purement ponctuels qui, pour la majorité des femmes, sont d'autant plus déstabilisants qu'elles n'en parlent pas. Les femmes sont tellement sensibles aux variations hormonales qu'on assiste à des troubles différents pour chacune, mais qui ont une particularité commune à toutes : l'angoisse. La cause principale étant d'être déclarée précocement ménopausée. Cette étape, appelée préménopause ou périménopause, dure en moyenne cinq années et précède, comme son nom l'indique, la fameuse ménopause.

Que se passe-t-il, plus concrètement ? Tous les signaux habituels des cycles sont exacerbés :

– Syndromes prémenstruels amplifiés : gonflement du bas-ventre, douleurs dans les seins, troubles de l'humeur, irritabilité, pleurs, prise de poids inexpliquée...

– Troubles des règles : irrégularité des cycles, règles en avance ou en retard, plus abondantes ou beaucoup moins.

– Problèmes de peau, plus sèche, ou plus grasse.

Première réaction logique à tous ces signes : au secours, la ménopause commence !

Deuxième réaction : existe-t-il un traitement préventif pour la retarder ?

La réponse est non !

Mais « peut-on effacer tous les méfaits de la ménopause » ?

La réponse est oui !

Malgré tous les progrès de la science, qui permettent l'allongement de l'espérance de vie, on ne constate aucun recul de l'âge de la ménopause. Les femmes vivent plus longtemps, mais leur temps de fécondité ne s'est pas allongé. La panique ne doit pas s'installer pour autant : s'il n'existe rien pour retarder l'âge de la ménopause, il existe en revanche des traitements naturels qui permettent de mieux vivre ces désagréments et d'en améliorer tous les aspects, qu'ils concernent la part physique ou psychologique.

Le problème en France est qu'on ne communique pas beaucoup sur les syndromes prémenstruels qui sont encore relégués dans les tabous persistants. On n'en parle pas, ça ne se fait pas. Tout comme la ménopause, qui effraie tellement que personne ne se documente avant l'heure. Dans l'inconscient collectif, cette étape marque au fer rouge les femmes du sceau de la vieillesse et n'encourage aucun témoin à se manifester. Ou alors le visage dissimulé, derrière un rideau noir et sous couvert d'un déformateur de voix. Aux États-Unis, au contraire, il y a beaucoup de marketing autour de ce fameux PMS (PreMenstrual Syndrom). Et la presse féminine en parle très fréquemment. Paradoxe de notre monde où plus rien n'est tabou, sauf ce qui n'a aucune raison de l'être : venir témoigner dans une émission concernant l'utilisation des sex toys est étonnamment bien plus simple et bien plus naturel que témoigner en tant que femme préménopausée ou ménopausée.

Alors les femmes partent à tâtons mener l'enquête sur cette terre inconnue où personne ne semble avoir vécu, excepté leurs grands-mères qui ne s'en souviennent plus et qui prétendent qu'aujourd'hui les femmes s'écoutent trop (alors qu'avant on n'en faisait pas toute une histoire). Elles se heurtent à un silence pesant, parce que leurs aînées n'en parlent jamais directement, de peur d'être étiquetées d'une date de péremption.

Et autant certains sujets sont tout naturellement abordés dans les dîners en ville, autant celui-ci en est banni. À moins de se documenter, d'aller à la recherche d'informations, mais surtout d'en parler avec son médecin, les femmes ignorent ce qui les attend.

Afin d'atténuer l'inquiétude de mes patientes qui craignent d'entrer trop vite dans l'ère du vieillissement prématuré, je leur propose de faire un bilan hormonal complet afin de savoir précisément où elles en sont.

Généralement, on constate en moyenne vers quarante-cinq ans un manque de progestérone, secrétée en deuxième partie de cycle, et qui à terme cessera définitivement d'être produite à la ménopause. À ce moment-là, on assiste à une diminution des deux hormones féminines : les œstrogènes et la progestérone.

On peut proposer un traitement à base de progestérone, ou de progestérones naturelles auxquelles il faut associer des vitamines (A et E) et de nombreux sels minéraux. L'huile d'onagre que l'on trouve en vente libre présente des actions similaires à la progestérone et a aussi des actions bénéfiques sur la peau. Elle est beaucoup utilisée aux États-Unis.

Cette quatrième dizaine permet aux femmes d'acquérir plus de maturité. À cet âge, elles savent ce qu'elles veulent et savent également se séparer de ce qu'elles ne veulent plus.

Anaïs B., 42 ans

De nature très angoissée, Anaïs fait partie de ces femmes pour qui rendre visite à son gynécologue est un calvaire dont elle se passerait volontiers. Elle n'en dort plus depuis le jour où elle a pris rendez-vous et tente systématiquement de se trouver une bonne excuse pour décaler la consultation le jour J. Mais il se trouve que certains symptômes empêchent de repousser éternellement la confrontation.

Elle entre aujourd'hui dans mon bureau avec une moue d'inconfort. Je la sens gênée et très mal à l'aise.

– Quelque chose ne va pas ?

– Tout va bien, merci... J'aurais préféré repousser ce rendez-vous, mais j'ai appelé et on m'a dit qu'il n'y avait aucune possibilité avant deux mois, donc je n'avais plus le choix. Mais je suis débordée comme tout au bureau, je n'ai pas deux secondes à moi. Je n'arrête pas de courir, je m'énerve tout le temps, et du coup je fais tout à l'envers, mais c'est pas très grave.

– Détendez-vous deux minutes et dites-moi ce qui vous amène.

Elle commence donc à m'expliquer l'objet de sa visite, elle a un mal fou à prononcer certains mots qui la rebutent et je finis par comprendre, grâce à une extrême concentration et un certain art de la traduction simultanée acquis avec les années d'expérience, qu'un problème de pertes non identifiées et abondantes l'a conduite jusqu'à mon cabinet. Je lui pose donc la batterie de questions qui va avec ce type de symptômes afin d'en déterminer plus précisément l'origine.

Après y avoir répondu non sans difficulté, elle ajoute :

– Je suis désolée, je dois vous dégoûter avec mes histoires.

– Rien ne me dégoûte et surtout pas ce genre de problème, sinon j'aurais changé de métier depuis longtemps. Votre souci est très fréquent. Mais allez vous déshabiller que je puisse vous examiner.

Elle se dirige donc vers le paravent qui dresse une pudique frontière purement formelle entre elle et moi puisque c'est lorsqu'elle sera dénudée que j'en franchirai la ligne.

Après les deux minutes réglementaires qui me paraissent nécessaires au dépouillage vestimentaire, je me lève pour la rejoindre. Elle s'écrie alors :

– Non ! Pas tout de suite... Je n'ai pas fini.

– Ne vous inquiétez pas, je fermerai les yeux en attendant.

– Non, je vous en supplie..., hurle-t-elle.

Trop tard ! Je suis déjà face à elle et je la découvre dans une situation pour le moins originale.

Elle tente de se débarrasser d'une protection hygiénique qui, placée en hâte sur la mauvaise face, lui collait à la peau, si l'on peut dire.

– Je crois qu'il va falloir couper, dit-elle d'un ton désespéré...Vous auriez des ciseaux ?

– Et si vous tiriez un grand coup ? lui proposai-je.

– J'ai déjà essayé, mais ça fait trop mal.

– Vous voulez que je vous aide ?

– Si vous voulez voir en direct quelqu'un mourir de honte...

Je décide de lui tourner le dos afin de lui rendre la tâche plus aisée. Mais un soutien psychologique me paraît nécessaire.

– Alors, réessayez, respirez un grand coup, à la une, à la deux et à la trois... Et hop !

Mission accomplie. Elle avait réussi à se défaire de son protège-slip qui faisait office de nouveau système dépilatoire.

Je passai le reste de la consultation à la rassurer sur cette mésaventure qu'elle ne pouvait s'empêcher de classer comme la plus grande honte de sa vie.

Réfléchir à l'idée de faire breveter cette nouvelle gamme de produit 2 en 1...

Je me souviens d'une de mes patientes qui avait connu, elle aussi, un grand moment de solitude au sein de ce cabinet.

Elle venait me voir en consultation pour la première fois parce qu'elle avait vécu à l'étranger jusque-là. Je faisais donc connaissance avec cette Pascaline, femme de quarante ans tout à fait charmante mais très réservée.

La consultation se déroula de façon très banale, après l'avoir interrogée sur ses antécédents médicaux et sur l'objet de sa visite, je l'auscultai, puis, après qu'elle se fut rhabillée, nous terminâmes le dialogue et je la raccompagnai devant le bureau des secrétaires, l'endroit le plus fréquenté au mètre carré de ce cabinet médical.

Ma patiente était vêtue d'un pantalon noir et d'un chemisier noir, tout ce qu'il y a de plus sobre. Au moment où je me préparais à l'abandonner afin qu'elle règle mes honoraires auprès de mon assistante, un détail attira mon regard.

Une pièce de tissu blanc s'échappait du bas de son pantalon. Instinctivement je lui fis remarquer qu'elle était en train de perdre quelque chose. En homme galant, je me baissai au même instant afin de récupérer l'objet. C'est au moment où mes doigts entrèrent en contact avec cette fine dentelle que je réalisai que je tenais entre mes mains un ravissant string, que je brandissais comme un trophée devant une assemblée pour le moins surprise.

Pascaline vira au rouge carmin, n'eut pas le cran de faire semblant de ne pas être la propriétaire et dissimula aussitôt sa petite culotte au fond de son sac.

Sur le coup, je ne compris pas comment une femme pouvait perdre sa culotte en marchant, mais en y réfléchissant j'ai trouvé la solution.

Certaines femmes ne portent jamais de culotte, mais se sentent obligées de s'équiper de cet accessoire quand elles ont rendez-vous chez un médecin, d'autant plus s'il est gynécologue et d'autant plus s'il s'agit de leur premier rendez-vous. Parce que, parmi mes fidèles patientes, j'en ai un bon nombre qui assument totalement leur désintérêt pour ce sous-vêtement.

Quand les femmes se déshabillent dans mon cabinet, elles tentent d'être le plus rapide possible afin d'éviter d'être confrontées à mon regard au moment de leur effeuillage.

Cette phase a une connotation érotique, et même si je les ausculte quelques minutes plus tard dans leur plus simple appareil, elles se sentent terriblement gênées si je fais irruption à cet instant.

D'un naturel rapide, je passe souvent la frontière du paravent alors même qu'elles n'ont pas terminé de se dévêtir. Et lorsque je constate une gêne chez ma patiente, j'en ressors aussitôt en veillant à m'excuser. La simplicité voudrait que chacune comprenne que je ne regarde pas.

La plupart préfèrent être déjà allongées sur la table d'examen au moment où j'apparais. Les plus timides estiment conserver ainsi un minimum de pudeur, difficile à préserver dans les moments de nudité intégrale face au corps médical.

Au moment de se rhabiller, elles font encore preuve de rapidité, mais pour une tout autre raison : écouter mon verdict au plus vite. Et c'est là que des désagréments tels que celui de Pascaline peuvent intervenir.

Elle a dû enfiler son pantalon à toute vitesse, oubliant qu'elle y avait laissé une culotte qui, loi de la gravité oblige, allait finir par s'échapper au bout d'un nombre de pas non déterminé.

Elsa N., 40 ans
Célibataire sans enfants

Elle est ma patiente depuis dix ans, mais ne cesse de me quitter pour d'autres et pour, finalement, revenir vers moi.

Je n'en tire aucune gloire ni aucune satisfaction sachant qu'Elsa est d'une grande instabilité qui malheureusement dépasse la sphère de ses infidélités gynécologiques. Elle change de couleur de cheveux comme on change de chemise, et passe du blond platine au brun charbonneux sans en avoir l'air plus satisfait.

C'est en version rousse que je la découvre aujourd'hui, et son air infiniment déterminé n'augure rien de bon d'après l'expérience que j'ai du personnage.

À peine assise, et après avoir jeté, puis négligé de ramasser, son poncho à côté du fauteuil, elle démarre les hostilités :

– Je viens vous voir parce que je suis à la recherche d'un donneur.

– Vous tombez bien, j'ai justement un catalogue à vous montrer...

Je vis alors son regard s'illuminer, je me devais donc d'apporter d'urgence un démenti à ma déclaration :

– Je plaisantais bien sûr... Que puis-je faire pour vous ? Vous avez fait des démarches, je n'étais pas au courant...

– Non, mais je me dis que je suis dans la dernière ligne droite avant de ne plus avoir le choix.

– Je ne savais pas que votre désir d'enfant était aussi fort, à vrai dire vous ne m'avez jamais parue préoccupée par le sujet.

– Ça c'est certain, mais c'est maintenant ou jamais, je suis en droit de tenter l'expérience moi aussi, il y a des millions de femmes qui en rêvent, non ?

Je trouvais que son point de vue manquait de conviction, mais je ne lui fis pas part de mes réserves, et m'attelai à la comprendre :

– Vous ne réussissez pas à tomber enceinte ?

– C'est ça le problème !

– Mais depuis combien de temps avez-vous arrêté la pilule ?

– Depuis trois ans...

– Et depuis tout ce temps, vous avez fait des examens, vous et votre conjoint ?

– Ben non, j'ai plus de conjoint en plus...

Je tentai de rester calme :

– Je suis désolé, je ne le savais pas.

– Pas de problème, je m'en suis remise, ça m'a pris trois années, mais maintenant ça va...

Je fus tenté d'éclater de rire afin de prouver à l'équipe de tournage de la caméra cachée que je n'étais pas dupe... Malheureusement personne ne surgit de derrière les rideaux, et je restais confronté à cette situation aberrante.

Cette femme s'était trompée de consultation, et j'en faisais les frais. Une dizaine de mètres séparaient ma porte de celle du psychiatre, il aurait suffi qu'elle s'arrête devant.

– Voilà pourquoi je cherche un donneur.

– Ce qu'il faut, c'est chercher un compagnon tout court, pourquoi ne pas commencer par le commencement...

– C'est la raison pour laquelle j'ai décidé de me faire inséminer artisanalement...

– Artificiellement, repris-je en me pinçant les lèvres.

– Non, je préfère la méthode classique, naturelle, artisanale, ce qui est artificiel ne m'a jamais attirée...

Était-elle chargée de m'évaluer, avec une première épreuve qui consisterait à tester ma capacité de self-control ?

Certaines femmes qui n'ont jamais eu le désir d'être mères ont l'illusion d'être en proie à une envie profonde dès lors qu'elles pressentent qu'elles n'auront bientôt plus à faire ce choix.

L'horloge biologique commence à les titiller vers quarante ans, estimé dans l'inconscient collectif comme âge limite de la procréation, et ce faux désir va se prolonger jusqu'à quarante-cinq. Elles n'ont encore jamais envisagé de devenir mères, mais face au questionnement du « maintenant ou jamais » elles ont du mal à accepter le côté définitif et irrémédiable de cette décision.

Être maître de son « non-désir » est glorifiant ; qu'une date limite impitoyable vienne mettre un terme à cette liberté n'a plus le même panache !

D'autres, au contraire, vont se sentir libérées à l'approche de la ménopause du poids de la société qui aime que les choses soient bien ordonnées dans des cases. Elles ne seront plus harcelées de questions par leur entourage proche ou professionnel concernant un éventuel désir d'enfant. La phase de justification, souvent vécue comme une agression, n'aura plus lieu d'être. Libérées du carcan de l'ordre moral qui estime qu'une femme est faite pour procréer et s'épanouir dans un rôle de mère, ces femmes-là vont vivre un épanouissement personnel très intense.

Elles n'ont pas froid aux yeux

Caroline, 46 ans
Mariée, deux enfants

Cette femme prend de plus en plus d'assurance au fil des années. D'une personnalité discrète et effacée, elle est arrivée petit à petit à trouver sa place et à s'imposer progressivement. Elle est très calme et très posée. Mariée depuis vingt ans au même homme qu'elle aime et qui l'aime. Ils ont deux enfants de quinze et dix ans. Elle ne s'est jamais plainte d'aucun problème relationnel avec son mari.

Aujourd'hui, après être revenue face à moi après l'auscultation, je la sens différente.

– Quelque chose a changé chez vous, Caroline, mais je ne m'explique pas quoi...

– Rien du tout, je vous l'assure.

– Votre mari va bien ? Pas trop débordé ?

– Il voyage toujours beaucoup, mais ça lui plaît.

Un silence étrangement pesant se fait sentir. Qu'elle brise :

– Je l'ai trompé !

– C'est sérieux ?

– Non, c'était juste une fois comme ça.

Elle esquisse un sourire qui reflète son irrésistible envie de tout me raconter.

– C'était à une réunion de famille, et mon beau-frère me tournait autour depuis un moment, et voilà...

– C'est sûr, on n'y pense pas assez souvent, mais finalement c'est un bon moyen de chasser l'ennui dans ces réunions où il ne se passe jamais rien !

– Je n'ai jamais dit ça...

– Reconnaissez que vous avez une façon tout à fait anodine de présenter la chose. Vous qui avez toujours milité farouchement pour la fidélité, vous m'épatez.

– Mais avec mon beau-frère, ça devait se faire, c'était inéluctable. Depuis des années il y a ce jeu de séduction entre nous, et là j'avoue que nous avons été au bout. Je ne l'ai pas vraiment cherché. Je suis allée dans la salle de bains, il est arrivé, m'a enlacée sans un mot et voilà. On ne s'en est pas reparlé et maintenant que c'est fait, c'est terminé.

– Bon, tout est parfait alors...

– Absolument, je ne suis pas devenue infidèle pour autant, j'aime toujours mon mari, je ne compte pas m'en séparer. Et puis attendez, quand je dis mon beau-frère, c'est le mari de la sœur de mon mari... c'est pas son frère quand même.

– Ah oui ! donc ça ne compte pas.

– Moins, en tout cas...

– Et cette petite réunion familiale, c'était à quelle occasion ?

– Noël...

– J'attends Pâques avec impatience, vous me raconterez ce que les cloches vous ont apporté.

Elle souriait toujours, comme une petite fille qui vient de faire une grosse bêtise dont elle reste secrètement assez fière.

J'étais probablement la seule personne à qui elle avait confié son secret. En dehors de mon cabinet, cette anecdote n'existait pas.

Il est plus facile de chasser les souvenirs quand personne n'est là pour les faire revivre.

Je vois de plus en plus de femmes qui ont eu un parcours exemplaire de femme fidèle s'abandonner après quarante ans, pour un instant fugace, à la seule quête du plaisir. Elles ne sont pas du tout à la recherche d'une histoire d'amour et se laissent aller à l'instinct du plaisir.

Ces femmes sont souvent en couple depuis quinze ou vingt ans, amoureuses de leur mari, mais sans doute baignées dans une routine qui les pousse à vouloir s'échapper quelques minutes d'une forme d'ennui.

Ce qui les intéresse n'est pas un dîner aux chandelles avec à la clé une gerbe de roses et quelques mots d'amour. Elles rêvent souvent d'être « prises » entre deux portes par un parfait inconnu, ou par une connaissance qui ne cherchera rien d'autre non plus.

Aucune ambiguïté ne doit régner autour de cet acte. Il ne s'agit que du sexe pour du sexe.

Certains machos diraient alors que les femmes se masculinisent, comme si se faire plaisir était une exclusivité masculine. Je pense que les femmes assument de plus en plus leurs envies et leurs désirs sans culpabilité.

Elles savent ce qu'elles veulent et s'octroient le droit d'y accéder quand elles l'ont décidé.

L'émancipation des femmes ne passe pas seulement par le contrôle de leur fécondité mais aussi par la liberté de choisir quand et avec qui elles vont faire l'amour. Cette locution n'est d'ailleurs pas tout à fait appropriée, puisque la plupart de celles qui se livrent emploient d'autres formules comme « baiser » ou « se faire prendre ».

L'aspect sentimental de l'acte est volontairement inexistant. Il ne s'agit que d'assouvir une pulsion. Après ces intermèdes, elles redeviennent Madame Tout-le-Monde.

Marianne B., 45 ans
Célibataire sans enfants

On ne peut pas dire d'elle qu'elle est belle mais elle dégage une sensualité exceptionnelle. C'est une femme très attirante qui n'économise pas son pouvoir de séduction.

– J'ai réalisé que ça fait un an et demi que je ne suis pas venue vous voir !

– Je ne vous félicite pas ! Vous savez qu'à votre âge il faut vous faire suivre au moins une fois par an.

– C'est peu, moi je préférerais me faire suivre tous les jours, enfin ça dépend par qui...

– Je vois que vous n'avez pas changé sur ce plan ! Alors racontez-moi, vous venez enfin me voir pour qu'on le fasse ce bébé ?

– Jamais de la vie. J'aime trop mon indépendance pour jouer les mères dépressives.

– Vous pensez vraiment que toutes les mères sont dans cet état ?

– Je ne sais pas, mais quand j'en vois une avec sa poussette, je ne trouve pas ça sexy du tout.

– De toute façon, si ce n'est pas tout de suite, vous savez que ce ne sera jamais...

– Tant mieux, je serai enfin débarrassée de cette question que tant d'abrutis ne peuvent se retenir de poser quand vous avez dépassé la trentaine. Moi je dis « vive la ménopause » ! Vous me connaissez depuis le temps, il n'y a qu'une chose qui m'intéresse dans la vie, c'est de faire l'amour. Et plus ça va, plus ça se confirme.

– Et vous avez trouvé le bon ?

– Le bon ? pas exactement, des bons, ça c'est certain, et des moins bons aussi. On ne gagne pas à tous les coups. Entre ceux qui dégainent plus vite que leur ombre et ceux qui s'éternisent pendant des plombes s'imaginant que plus c'est long plus c'est bon...

– C'est le dicton qui le dit.

– Il y a quand même certaines limites à ne pas franchir sous peine d'échauffement. Sans compter que généralement ce sont ceux-là qui jouent la carte du Tendre, ce qui m'insupporte.

– Il y en a qui sont à la recherche de ça...

– Eh bien, pas moi. Il faut arrêter de croire qu'on est des romantico-cucul-la-praline. C'est très agréable de se faire prendre entre deux portes par un inconnu qui aura la délicatesse de ne pas vous laisser son numéro. C'est ça la grande classe... Le plus souvent leur sexe m'intéresse plus qu'eux-mêmes.

Il fallait que je l'arrête avant qu'elle ne me livre tous les détails de ses ébats. Je ne m'appelle pas Mireille Dumas.

– Merci de toutes ces précisions, je vous propose maintenant de vous ausculter.

– Je vous choque ?

– Pas du tout, vous n'êtes pas un cas à part.

– Vous pensez que je suis nymphomane ?

– Absolument pas, les nymphomanes sautent sur tout ce qui bouge.

– Vous voulez dire, même sur vous ?

– Par exemple...

– Ah oui ! alors là elles sont vraiment graves...

Afin de ne pas saboter la suite de la journée, je pris la sage décision d'attribuer sa réponse à la légitimité de ma fonction.

Rebecca C., 44 ans
Mariée, 3 enfants

Elle a l'air tendue comme jamais. Elle semble très nerveuse et ne s'en cache pas. Elle est venue me voir parce qu'elle n'a plus ses règles depuis six mois.

– Je suis totalement déprimée. J'ai une boule d'angoisse en permanence au fond de ma gorge. Je suis au bord des larmes...

Le débordement a lieu et je lui tends un Kleenex.

– Mais il ne faut pas vous mettre dans des états pareils, vous n'êtes pas en train de vivre un drame.

– J'ai peur de changer, de devenir grosse comme une vache, de ne plus jamais avoir envie de faire l'amour, de devenir trop vieille, qu'on ne me regarde plus jamais, d'être rayée de la liste des maîtresses potentielles...

– En effet, il y a de quoi avoir peur !

Elle semble déconcertée par ma réponse.

– Vous êtes allée le chercher où votre scénario catastrophe ?

– C'est ce que tout le monde dit...

– Ah bon ? Tout le monde, ça fait beaucoup quand même ! D'autant qu'il n'y a que celles qui ne l'ont pas vécu qui témoignent, ce qui laisse une part importante aux délires en tous genres.

– Vous voulez me faire croire que la ménopause, c'est formidable ?

– Sans aller jusqu'à l'extase, ce n'est certainement pas l'horreur à laquelle vous vous attendez. L'avantage c'est que vous ne pourrez être qu'agréablement surprise. Mais quel dommage de se gâcher l'instant présent en s'imaginant que le pire est à venir...

– C'est facile pour vous de prendre du recul, vous êtes un homme !

– Merci de votre perspicacité ! Mais je tiens à préciser que je suis plus proche de la ménopause que n'importe quelle femme et que je maîtrise le sujet au point de rivaliser avec la perfection !

– Eh bien, c'est ce qu'on va voir...

– Je ne peux pas vous empêcher de vieillir, mais de vieillir précocement, si ! Qu'avez-vous comme symptômes ?

– Aucun. Si ce n'est que je dois me résoudre à libérer mon armoire à pharmacie de mes boîtes de tampons.

– Ça peut être considéré comme une bonne nouvelle.
– Non, ça veut juste dire que je suis trop vieille maintenant... Je suis terriblement angoissée, aidez-moi !
– À chaque âge, on se sent trop vieux pour certaines choses. À deux ans, on ne prend plus son biberon, à dix ans, on n'a plus l'âge de jouer à cache-cache, à quinze, on arrête le trampoline, alors, après tout ça, si, à cinquante, on arrête d'utiliser des serviettes hygiéniques ou des tampons, ça ne dérange fondamentalement personne... On a déjà renoncé à tellement d'autres choses plus agréables, vous ne trouvez pas ?
– Oui, mais c'est symbolique.
– Plus vous prendrez de la distance par rapport à ces symboles qui ne sont concrètement que des détails empoisonnants de votre vie de femme, plus vous aurez la sensation de vous épanouir dans une nouvelle féminité. Oui, vous n'avez plus vingt ans, mais vous bénéficiez de tous les acquis que les années supplémentaires vous ont apportés. Et ça, ce n'est pas du détail.

On déclare officiellement qu'une femme est ménopausée à partir du moment où elle n'a plus de règles depuis un an... Tout ce qui se passe avant cette date est considéré comme un avant-goût de l'arrêt définitif, ponctué de perturbations annonciatrices plus ou moins intenses et fréquentes si rien n'est fait pour la prévenir. Il suffit pourtant d'en parler à son gynécologue dès les premiers signes, à condition que ce médecin soit réceptif, ce qui n'est malheureusement pas toujours le cas dans ce pays, et parfois jamais dans certains autres qui considèrent ce phénomène comme inéluctable.

Floriane 42 ans
Mariée, 2 enfants

Elle a l'air de traverser la vie comme si rien n'avait d'importance. C'est sa façon à elle de positiver. Elle sourit en permanence, passe son temps à organiser sa vie en fonction de ce qu'elle aime. Floriane a toujours besoin de se fixer un objectif festif à plus ou moins court terme afin de se laisser porter dans un premier temps par l'organisation du projet et dans un deuxième d'en savourer les souvenirs.

C'est une de mes patientes préférées. Avec elle, tout est simple, elle ne s'embarrasse d'aucune tactique de séduction, mais son naturel et son intelligence la rendent bien plus séduisante que toutes celles qui ont trop longtemps étudié la question.

Je trouve aujourd'hui qu'elle a l'air triste, ce qui est un état d'âme exceptionnel qu'elle ne s'autorise pour ainsi dire pas.

– Je ne vais pas vous mentir et vous faire croire que je vais bien parce que je traverse une sale période.

– Qu'est-ce qui vous arrive ?

– Je me sépare de Philippe. J'ai découvert qu'il me trompait depuis plusieurs mois. Au début on en a parlé calmement et il m'a juré qu'il ne la verrait plus, qu'il avait succombé parce qu'elle avait été très insistante... J'ai voulu lui laisser une chance, et m'en laisser une aussi par la même occasion. Sauf que je suis devenue plus méfiante et je me suis mise à le fliquer. Je suis devenue folle, je l'espionnais, je fouillais ses poches, regardais dans son téléphone portable. Et de fil en aiguille, j'ai compris qu'il la voyait toujours. J'ai été très abattue, puis j'ai décidé de réagir : je lui ai dit de foutre le camp. Ce qu'il a fait sans même chercher à se défendre cette fois-ci.

– Ça fait combien de temps ?

– Six mois...

– Et vous regrettez votre décision ?

– Pas du tout. Même si je dois reconnaître que c'est difficile de se retrouver seule avec deux enfants. Et même la vie sociale devient différente. Il y a ceux qui choisissent de voir Philippe et les autres qui m'ont choisie moi... Ceux que je ne supporte pas ce sont ceux qui me traitent comme si j'avais une maladie grave, comme si ma situation était désespérée et que j'allais finir ma vie seule. Je préfère les éviter.

– Si vous voulez, j'ai toute une liste de copains à moi qui seraient heureux de faire votre connaissance. Votre cas ne m'inquiète pas, vous n'allez pas rester célibataire très longtemps...

– Sauf que je n'ai pas beaucoup l'occasion de sortir, entre mon boulot et les enfants...

– Forcez-vous à accepter plus d'invitations, et puis vous avez la liberté d'un week-end sur deux où vous êtes seule, profitez de ça.

– Sauf que les hommes que j'intéresse sont plus près de cinquante-cinq ou soixante ans que de mon âge. Ceux de quarante ans préfèrent les femmes de vingt-cinq ou trente ans. Bref, je suis au mauvais âge...

– Attendez une dizaine d'années et vous constaterez à quel point les femmes de cinquante ans attirent les hommes bien plus jeunes qu'elles. J'en ai la preuve tous les jours dans mon cabinet.

– Mais moi j'aime pas les plus jeunes...

– Normal, vous n'avez pas encore franchi l'âge qui vous permet d'apprécier certaines qualités de la jeunesse qui font souvent défaut aux hommes passé cinquante-cinq, soixante ans.

– On en reparlera, rendez-vous dans dix ans !

Sabrina P., 46 ans
Mariée, 1 enfant

– Ça me fiche une trouille bleue cette ménopause !

– Vous vous êtes donné le mot aujourd'hui ? Ou quelqu'un a-t-il affiché cet ordre du jour en salle d'attente ? Vous êtes la troisième de la matinée...

Elle me regarde sans tenter de comprendre mon interrogation. Moi, j'en déduis qu'il a dû y avoir quelques transmissions de pensées purement féminines en ce lieu où chacune se toise sans pour autant vouloir faire plus ample connaissance.

Sabrina poursuit ses questionnements :

– J'ai lu que la peau devenait plus sèche. Mais moi qui ai toujours eu des problèmes à ce niveau-là, et qui ai la peau la plus sèche du monde, je vais finir comment ?

– Lyophilisée ! En poudre, quoi !

Son regard désespéré veut m'indiquer que je suis allé trop loin mais pour la connaître depuis plus de vingt ans je sais qu'elle ne m'en tiendra pas rigueur, donc je ne suis pas plus inquiet que ça.

– C'est vraiment pas drôle... Au lieu de vous bidonner vous feriez mieux de m'indiquer une solution, s'il en existe une, pour éviter ce drame.

– Rappelez-moi votre âge ?

– Quarante-six ans.

– Et vous ne pensez pas qu'il est un peu tôt pour y penser ?

– Mais j'ai la sœur d'une copine de bureau qui a été ménopausée à quarante-deux ans.

– Et moi je connais la cousine de la gardienne de l'immeuble de la grand-mère de mon neveu qui a été ménopausée à cinquante-cinq ans... Ça équilibre, non ?

– En moyenne, c'est à quel âge ?

– Ça dépend, mais avant cinquante ans, c'est rare. Vous savez, il existe un indice infaillible pour établir l'âge approximatif auquel ça vous arrivera à vous, et à vous seule.

Son regard est suspendu à mes lèvres. Sa concentration est complète et je pressens qu'elle se retient de sortir son agenda de son sac afin de noter la date exacte de sa future ménopause.

– Vous êtes calquée sur votre mère, comme 90 % des femmes. Alors posez-lui la question et vous saurez.

Je peux lire une grande déception au fond de ses yeux.

– Ça m'étonnerait que j'obtienne une réponse, elle a un Alzheimer et elle ne se souvient pas toujours de qui je suis et encore moins de ma date de naissance... Alors l'âge de sa ménopause, ce serait vraiment trop injuste que ce soit ce souvenir-là qui soit gravé *ad vitam aeternam*.

– Et vous avez des sœurs plus âgées que vous ?

– Une seule, mais on ne se parle plus. Je me vois mal l'appeler juste pour lui poser la question.

Je réalise que je ne vais pas réussir à me sortir de sitôt de cette consultation, j'enchaîne :

– Écoutez, de toute façon, ce n'est pas pour maintenant, donc ne vous en préoccupez pas et vous savez où me trouver le jour J.

Elle soupire avant de dire :

– En tout cas, je commence déjà à avoir des bouffées de chaleur, c'est bien un des signes, non ?

– Oui, c'est un des symptômes, mais en ce qui vous concerne, et là je peux établir un diagnostic fiable sans même vous ausculter, il me semble que c'est dû à la ribambelle de lapins morts qui vous sert de manteau et que vous n'avez toujours pas enlevé dans ce lieu surchauffé. Il y fait environ 25 degrés et vous êtes équipée pour le pôle Nord...

Elle éclate de rire :

– Vous avez raison, j'étais tellement concentrée sur mes questions que j'en ai oublié de l'enlever.

Elle se déshabille.

– Mais il paraît qu'on a plus envie de faire l'amour et que, même si on a envie, on ne peut pas tellement on est sèche ?

– Vous n'étiez pas au courant ? Après cinquante ans, plus aucune femme n'a de vie sexuelle. C'est terminé, elles ne vivent plus que sur leurs souvenirs. Et pour certaines, elles en ont tellement profité que ça leur suffit.

Je constate qu'elle me jette un regard de plus en plus effaré. Je la sens prête à partir en courant pour aller faire exulter son corps pendant qu'il est encore temps.

– Je plaisante !

– J'ai failli vous croire...

– Oui, il y a des désagréments qui peuvent devenir insupportables si on vit au fond d'une grotte et qu'on ne redescend jamais dans la vallée pour retrouver la vraie civilisation. Mais on a la chance d'être en 2008 et de bénéficier de toute une palette de traitements qui les feront disparaître.

– Donc tout est vrai...

– Dans un sens, oui... Si on décide d'être pessimiste comme vous et de ne rien écouter des réponses qu'on vous donne, il est clair qu'il y a de quoi avoir la trouille. Comment faites-vous pour donner du crédit à ce que n'importe qui vous dit, et pour faire aussi bien abstraction des conseils d'un professionnel ? Vous aimez vous faire du mal en fait.

– Je n'y peux rien, je ne retiens que les choses angoissantes.

L'âge de la ménopause est largement déterminé par l'hérédité. On a constaté que toutes celles qui ont des grands-mères et mères ménopausées tôt risquent de l'être également.

À l'inverse, il existe des familles à ménopauses tardives, qui surviennent après cinquante-cinq ans.

Mais l'âge de la ménopause n'a aucune importance à partir du moment où elle est traitée.

Sandrine, 46 ans
3 enfants

Femme très dynamique bien dans sa peau, Sandrine sait ce qu'elle veut et ne s'embarrasse pas pour l'exprimer. Consciente de sa beauté, elle a dans le regard la lueur de lucidité de celle qui connaît son pouvoir sur les hommes. J'ai mis au monde ses trois enfants et je la suis régulièrement depuis vingt ans. Autant dire que je la connais très bien.

Je suis étonné qu'elle vienne me voir aujourd'hui puisque son dernier rendez-vous date du mois précédent et que tout allait bien.

Quand je la vois entrer, je constate qu'elle semble en pleine forme.

– Deux fois en un mois, que me vaut cet honneur, vous avez enfin réalisé que vous ne pouvez pas vous passer de moi ?

– Sans aller jusque-là, je dois reconnaître que j'ai besoin de vous, car il me faut un arrêt de travail, dit-elle avec un grand sourire.

– Laissez-moi d'abord vous examiner, et j'aviserai après.

Sa tension est parfaite.

– Vous avez un problème, vous vous sentez fatiguée ?

– Un peu. Mais j'ai épuisé mon quota de jours de congé et j'ai envie de partir skier. Alors je me disais que la seule solution c'était vous !

– Vous voulez qu'on parte ensemble, comme c'est gentil de penser à moi.

– Alors là, sans problème, vous êtes le bienvenu, je pars seule avec une copine, mais pour ça, il me faut ce certificat...

– Ne me dites pas que vous avez pris ce rendez-vous uniquement dans le but de vous faire délivrer un arrêt de travail !

– Ben si... Vous m'en avez déjà fait, où est le problème ?

– Je n'en délivre que lorsque c'est nécessaire, mais le problème aujourd'hui est que votre état ne justifie pas que j'établisse un arrêt maladie. Si tout le monde faisait ça, il n'y aurait plus personne dans les entreprises, et le trou de la sécu...

– Oh ! épargnez-moi votre leçon de morale, ce n'est pas votre genre, et puis je ne suis pas tout le monde... Vous pourriez faire une exception pour moi, depuis le temps qu'on se connaît !

Elle commence à déployer tous ses talents de séductrice pour me faire céder. Elle minaude et tente de m'embobiner avec son regard pétillant.

– Je suis vraiment désolé, Sandrine, je suis obligé de vous le refuser. Mais je suis certain que vous allez trouver une autre solution.

– Qu'est-ce que je pourrais faire pour vous faire changer d'avis ? insiste-t-elle en ayant l'air d'y réfléchir très sérieusement.

– À part avoir 9 de tension, je ne vois pas, je crains que ce soit sans appel.

Elle se lève, se dirige vers moi et je comprends à son regard de braise qu'elle vient de trouver une nouvelle idée. Je ne suis pas certain d'avoir envie qu'elle m'en fasse part. Le suspens ne dure pas longtemps :

– J'ai compris, il faut que je passe sous votre bureau, ça pourrait vous faire changer d'avis...

J'ai alors un net mouvement de recul dans mon fauteuil. Je suis effaré de constater que sa proposition est carrément malhonnête, et je suis furieux qu'elle m'ait pris pour ce genre de bonhomme.

Il faut que je la refroidisse à tout prix avant que je la retrouve à quatre pattes.

– Ne vous y risquez pas, cette zone est interdite. Ce territoire est protégé et personne ne peut y accéder, à moins d'être muni d'un aspirateur...

Son sourire indique qu'elle n'est pas plus contrariée que ça. Elle a tenté le coup, mais ne paraît pas vexée de mon refus.

– Tant pis pour vous, vous vous privez d'un bon moment, enfin si jamais vous changez d'avis, vous savez où me trouver ?

J'ai envie de répondre « sous tout ce qui ressemble à un bureau », mais il paraît préférable de ne pas relever...

Je la raccompagne donc jusqu'à la porte en prenant soin d'établir une distance de sécurité entre elle et moi.

Ce qui est fabuleux et que j'ai pu constater chez les femmes plus mûres, c'est qu'elles expriment clairement leurs désirs sans qu'ils soient chargés d'émotion ou d'enjeu vital. Si elles ont envie d'un homme, elles annoncent la couleur sans aucune ambiguïté. L'éventualité du refus ne les plonge pas dans une profonde remise en question quant à leur pouvoir de séduction et n'ébranle pas leur assurance. Ces considérations-là n'ont plus la même importance que quelques années auparavant.

Les râteaux de notre jeunesse étaient bien plus violents que les refus polis de nos âges mûrs.

Dangereux pouvoir de la blouse blanche

Il est un fait établi qu'aucun confrère ne pourra nier : être médecin accroît considérablement le potentiel de séduction d'un homme. La blouse blanche, panoplie du sauveur, de l'homme de science, de celui qui sait soigner, est bien plus qu'un simple vêtement de coton. Prenez un homme très laid, posez-le au milieu d'une assemblée féminine, et constatez que naturellement aucune femme ne le regardera. Enfilez-lui une blouse blanche, et les femmes s'accorderont à lui trouver bien plus de charme que cinq minutes auparavant, alors que rien en lui n'aura changé.

Ce n'est bien évidemment pas ce qui a motivé mon désir d'exercer ce métier, mais il est vrai que certains jours qui suivent des nuits trop blanches, quand le moral n'est pas au plus haut, je pourrais en fin de journée me surprendre à regagner ma voiture en sautant par la fenêtre tant les femmes me confèrent un pouvoir surhumain. Faire broder un S rouge sur ma cape et voler ! Mais si parfois les femmes me laissent croire que mes seuls rivaux sont George Clooney et Brad Pitt, il me faut être vigilant pour ne pas me brûler les ailes qu'elles me donnent.

Le jeu de la séduction peut être dangereux. Mon métier me place au cœur de l'intimité des femmes. Mon caractère chaleureux et mon esprit joueur pourraient pousser certaines de mes patientes à interpréter ce comportement comme celui d'un séducteur. Je dois avouer que je ne fais pas partie de ces médecins qui se sentent obligés d'arborer un air glacial afin d'établir clairement une distance avec leurs patientes.

Moi, je tente d'être le plus proche possible d'elles, parce que je les aime, je les aide, et par-dessus tout je les respecte. J'estime que pour bien soigner il faut d'abord savoir écouter, et être en empathie avec sa patiente. Je sais d'expérience que chaque femme est unique. Il ne s'agit pas de ne soigner qu'un corps, sans prendre en compte la personnalité qui est face à moi. Le corps et l'esprit sont étroitement liés, et bien souvent l'un commande l'autre. Tout cela est compatible avec l'humour et la tendresse...

Non, je ne fais pas partie de ces gynécologues qui ne s'impliquent pas dans la relation avec leurs patientes, et pourtant ils sont nombreux. Je suis leur confident, parfois le seul, grâce à qui elles peuvent se libérer d'un secret d'adultère ou d'amour impossible. Je suis celui qui ne juge pas, celui à qui l'on peut tout dire, celui à qui l'on demande conseil quand on est perdu. J'ai un avis sur tout, et dans les moments essentiels, je me permets de le donner parce que s'impliquer c'est aussi exprimer ses désaccords avec certaines décisions qui paraissent trop hâtives.

Est-ce que j'outrepasse mes fonctions ? Sans doute, parce que je pourrais me contenter de les soigner, mais j'ai envie qu'elles soient heureuses et j'essaie d'y contribuer en les conseillant le mieux possible quand elles me sollicitent.

Après trente ans de carrière, je n'ai reçu aucune plainte, et la grande majorité de mes patientes m'est fidèle... Il faut dire qu'elles me le doivent bien ! Je suis toujours joignable, prêt à intervenir nuit et jour ! Je leur ai donné mes jours, mes nuits, pour leur bien et en tout honneur !

Et pourtant il m'est arrivé de recevoir un matin une lettre d'insultes d'une rare violence.

Cette missive provenait d'une patiente qui déclarait : « Lorsque j'étais allongée sur la table d'examen, vous m'avez effleurée à plusieurs reprises et j'ai senti une certaine tension sous votre ceinture, c'est honteux ! »

En ce qui me concerne, le seul souvenir de tension que je conservais était la tension que j'avais prise à son bras.

Cette femme était certes championne de l'interprétation, mais le plus ennuyeux était la grande solitude dans laquelle elle vivait et qui provoquait ce type de réactions. Elle avait donné un sens très personnel à une situation sans équivoque. Ce qui m'avait perturbé plus que tout, au-delà des insultes et de la mauvaise foi, c'était que la sachant très fragile psychologiquement je prenais soin de ne laisser aucune place au doute lors de nos conversations et je faisais très attention à ce qu'aucune ambiguïté ne vienne la troubler.

De nature tactile, il m'arrive souvent de prendre une patiente par l'épaule, ou de lui prendre la main dans des moments difficiles. Mais avec elle, je n'avais jamais eu ce genre d'attitude. A posteriori, cette lettre n'était que le reflet d'une personnalité fragile et malheureuse. Je n'y ai pas répondu et d'ailleurs elle est venue me revoir deux ans plus tard sans jamais aborder cet épisode malheureux. Son seul retour en disait bien plus long que toutes les explications qu'elle aurait pu chercher. Il indiquait au moins une chose : je n'étais pas l'obsédé qu'elle prétendait. Paris n'étant pas un petit village, elle avait donc le choix de trouver un autre gynécologue, ce qu'elle n'a pas fait. Les rapports de séduction sont partout, donc également présents à certains moments dans l'univers médical. Mais un rapport de séduction ne signifie pas systématiquement prélude au rapport sexuel.

Sinon la vie ne serait qu'un immense et permanent coït sans intérêt.

Je dois avouer qu'il est agréable de constater qu'il y a du répondant dans ce jeu, et quand je m'amuse à proposer qu'on m'accompagne aux Bahamas, le fait qu'on fasse semblant d'accepter ma proposition suffit à me faire plaisir. Parfois certaines ne seraient pas contre un dérapage, et combien de fois ai-je entendu : « Ça fait dix ans que vous faites des propositions et je n'ai jamais rien vu venir. » Ces sous-entendus expriment plus clairement une ouverture, une possibilité de concrétiser, c'est une façon élégante de me provoquer en jouant au jeu du « T'es pas cap ».

Ce n'est pas que je ne suis pas capable, c'est que je n'en ai pas envie, au-delà du fait établi que je n'en ai pas le droit.

Et je trouve odieux et lamentables ceux qui utilisent ce petit pouvoir qui nous est attribué pour terroriser et abuser des femmes fragiles. Ces manipulateurs sont de grands malades mentaux qui ne devraient pas exercer. Et quand j'utilise le mot « malade » il ne s'agit en aucun cas de leur trouver des circonstances atténuantes. Je n'arrive pas à imaginer comment on peut être dans l'excitation au sein d'une consultation.

Jamais je n'ai été troublé par une femme dans l'enceinte de mon cabinet. Cette nudité est pour moi trop professionnelle pour susciter une quelconque émotion. De toute ma carrière, je n'ai jamais éprouvé une once de désir pour une patiente dans le cadre de mes consultations.

Et si la cape de Superman lui donne des super pouvoirs et lui permet de voler, moi, ma blouse blanche me donne le pouvoir de guérir et me rend asexué.

Mais qu'on ne s'y méprenne pas, cet état de fait ne perdure pas quand je rentre chez moi !

Femmes de la cinquantaine

Elles n'ont plus rien à prouver et elles le prouvent : la toute-puissance des femmes de cinquante ans.

Elles sont fascinantes parce qu'elles sont tellement plus fortes que les hommes qu'on se surprend à envier leur énergie et leur capacité à tout maîtriser.

Elles ne s'inventent pas un personnage, elles ne trichent pas, parce que leur parcours en dit plus sur elles-mêmes que toutes les grandes phrases. Il est la preuve irréfutable de qui elles sont.

À vingt ans, on peut partir dans des grands rêves et s'écouter parler des heures de toutes nos ambitions.

À cinquante ans, il n'est pas pour autant interdit de rêver, mais ces rêves-là doivent s'appuyer sur un passé probant. On a déjà semé quelques racines sur notre chemin.

À cet âge, les femmes assument ce qu'elles sont. Le temps des regrets n'est plus. « Je suis comme je suis. » Conscientes de leurs défauts, elles ont acquis l'assurance qui leur manquait tant et qui leur permet alors d'être également conscientes de leurs qualités. Pénalisées pendant de nombreuses années par cette carence en « estime de soi », elles peuvent maintenant se débarrasser de tout ce qui les freinait dans leur quête du bonheur.

Elles se sentent plus en accord avec elles-mêmes et

attirent donc des regards qui ne s'étaient jamais posés sur elles en si grand nombre. Elles rayonnent d'intelligence, grâce au recul que les années leur ont donné. À cet âge, on a souvent affronté des événements graves, on a été confronté à des deuils, à des maladies, à des prises de décision difficiles.

Les femmes perdent en naïveté au fil des années et gagnent en ouverture d'esprit.

À cinquante ans, l'heure du bilan retentit.

Ai-je réalisé mes rêves, suis-je allée au bout de mes ambitions, ai-je réussi à faire de mes enfants des êtres humains équilibrés et heureux ? Suis-je avec l'homme qui me convient ? Ai-je envie de vieillir dans ses bras et dans ses draps ?

Ai-je raté quelque chose, et si oui n'est-il pas trop tard pour oser rattraper la chance que je n'ai pas saisie ?

C'est l'instant où les femmes cherchent à exprimer clairement leur personnalité. Les enfants sont grands, parfois déjà partis de la maison. Afin de masquer le vide, le silence auparavant tant rêvé et qui finalement angoisse, il faut réviser ses priorités. Partir à la recherche des véritables centres d'intérêt. En particulier pour les femmes qui ont défini leur rôle dans la vie en termes de grossesse et de maternité.

Ce sentiment de vide peut les rendre très vulnérables, jusqu'à leur donner un sentiment de perte d'identité. Quelques femmes vivent ce départ des enfants comme un deuil.

Une femme se retrouve alors en tête à tête avec son partenaire, il n'y a plus de filtre. C'est l'heure de réinventer son couple, d'y installer une nouvelle forme de communication.

C'est pourquoi il faut éviter à tout prix l'inaction et se consacrer à de nouvelles activités ou donner un nouvel élan à sa vie professionnelle. Mais l'expérience de l'âge permet de réaliser que le rôle de parents ne s'arrête jamais, même pas au moment du départ du nid familial. Il évolue en devenant un rôle de conseilleur plus que d'éducateur.

Manuella, 58 ans

Elle a un accent pied-noir à faire pâlir de jalousie Marthe Villalonga. À chacune de ses visites, je sais que grâce à elle j'aurai ri au moins une fois dans la journée.

Lors de ses premières consultations, elle tentait de se faire discrète, mais au fil des années elle y a renoncé parce que pour elle c'est contre nature. Elle a une voix qui porte et elle n'y peut rien, parler à voix basse l'essouffle et l'épuise.

Au moment où elle part se déshabiller, elle me dit :

– Vous serez gentil de fermer les yeux quand je serai prête, parce que j'ai un peu forci et je préfère que vous ne voyiez pas...

– C'est trop tard, vous auriez dû me passer un coup de fil avant d'entrer parce que même habillée j'avais remarqué.

– Fermez les yeux quand même, parce que à poil je vous jure que c'est impressionnant !

Quand j'arrive derrière le paravent, elle se cache les yeux.

– En effet, pour la phase d'auscultation, il vaut mieux que ce soit vous qui ne regardiez pas, plutôt que moi... Et, de toute façon, vous monterez sur la balance avant de vous rhabiller.

– Certainement pas ! Je ne suis pas masochiste, et je ne suis pas venue d'aussi loin pour subir la pesée. J'ai une balance à la maison figurez-vous, que je trouve très intransigeante, alors pour peu qu'elle ait donné le mot à la vôtre... Épargnons-nous cette étape sans intérêt.

– C'est ce qu'on verra. Comment avez-vous fait pour prendre autant de poids ?

– Je ne vais pas faire ma mijaurée et vous répondre que je n'en sais rien. Je suis lucide et j'assume. Puisque vous tenez à ce que je vous fasse part de mes menus, j'y vais...

– Pas dans le détail tout de même, vous m'enverrez les recettes par mail si vous voulez.

– En fait, j'ai pas de recettes en particulier, si ce n'est que vous bannissez tout ce qui est vert, et que vous foncez sur tout ce qui vous fait envie et qui est évidemment hypercalorique. Puisqu'il m'était impossible de me retenir, j'ai donc laissé mon corps s'exprimer, et mon cerveau a abdiqué parce qu'il ne pouvait plus rien contrôler.

– C'est très étudié comme processus... Et maintenant que vous avez pris du recul, vous pensez pouvoir stopper cette inéluctable boulimie ?

– Je dois y réfléchir, dit-elle en riant.

À la fin de l'examen, je retourne derrière mon bureau :

– Alors combien, lui dis-je ?

– Quarante-cinq kilos, répond-elle.

– Vous n'avez mis qu'un pied ?

Elle éclate de rire si fort que le son doit se faire entendre jusqu'au Trocadéro.

Elle revient s'asseoir face à moi et sort de son sac un brumisateur. Elle s'en asperge le visage et le décolleté tout naturellement, puis le range et poursuit comme si de rien n'était.

– Tout ça c'est à cause de mon pharmacien, c'est un vrai crétin, vous savez ce qu'il m'a fait la dernière fois ? Vous m'aviez prescrit plein de trucs dont ce médicament contre les bouffées de chaleur. Eh bien, ce crétin, il n'a pas trouvé mieux que de brandir deux boîtes et de hurler dans la pharmacie bourrée à craquer : « Vous voulez le “ spécial grossesse ” ou le “ spécial ménopause ”, madame Ramirez » ? Je lui ai balancé un de ces regards, je peux vous garantir qu'il a compris que j'allais lui faire bouffer les deux s'il ne la mettait pas en veilleuse. En plus, comme si je n'avais pas suffisamment honte, il y avait ma voisine juste derrière moi, celle qui reluque mon mari et qui se croit irrésistible, tout ça parce que avant de voir la couleur de ses yeux on bloque sur la taille de ses nichons...

– Et alors quel est le rapport ?

– Je suis immédiatement ressortie de cette pharmacie, sauf que je lui ai laissé l'ordonnance... Alors je m'arrose quand j'ai trop chaud. Rien de tel que les bonnes vieilles méthodes.

– Donc je vais vous en prescrire à nouveau, à moins que vous ne préfériez votre arrosage automatique ?

Joséphine H., 54 ans
Mariée, 2 enfants

Elle entre, tout habillée de noir, à peine maquillée, et les cheveux grisonnants. Je n'ose pas la questionner directement sur ce brutal changement d'attitude. Elle semble traîner un lourd chagrin. Nous commençons à parler de tout et de rien, de ses enfants, de son mari, et au fil de la conversation je comprends qu'elle porte un secret qu'elle doit se résoudre à lâcher.

– Je ne vous sens pas comme d'habitude, Joséphine, si vous avez un problème, il faut m'en parler.

Elle baisse la tête, et quand elle la relève, ses yeux sont brouillés par les larmes.

– J'ai peur d'être ridicule...

– C'est de se taire qui est ridicule.

Elle se lance donc, en prenant sa respiration comme quand on saute pour la première fois du plongeoir des quatre mètres :

– Je ne peux plus faire l'amour. Depuis quelques mois, la pénétration devient de plus en plus difficile. Au début j'ai cru que je n'avais plus du tout envie de Pierre. Ça faisait un moment qu'il n'était plus aussi vigoureux qu'avant, jusqu'à ne plus l'être du tout. Je lui disais que ça allait passer mais ça ne faisait qu'empirer. Il est donc allé consulter, et grâce au traitement qu'on lui a prescrit, il retrouve une certaine vigueur. Sauf que moi, je suis sèche comme le désert de Gobi. Impénétrable, très douloureux, je ne comprends pas pourquoi...

– C'est un problème hormonal lié à la ménopause.

– Je ne pourrai plus jamais faire l'amour avec mon mari ?

– Bien sûr que si. Il existe des solutions. La première, c'est d'en parler avec moi. Pourquoi ne jamais avoir abordé ce sujet quand je vous interrogeais sur vos symptômes ?

– Parce que pour moi ça n'en était pas un. J'avais honte de ne plus éprouver de désir, de ne plus me sentir femme. Déjà depuis la disparition de mes règles, j'ai senti que je basculais dans le monde de celles qui sont éliminées de la partie. La part de jeunesse que je conservais malgré mes cinquante ans a disparu avec les dernières gouttes de sang. J'ai compris le message, je devais me débrouiller toute seule, assumer et ne pas en faire un drame. Ma mère disait qu'on ne doit pas s'écouter et qu'aucune femme n'est jamais morte à cause de quelques bouffées de chaleur. J'ai pour habitude de ne pas me plaindre, j'ai été élevée ainsi.

– Sans aller jusqu'à devenir plaintive, vous êtes en droit d'évoquer les tracas de votre vie de femme, surtout chez votre gynécologue. Je suis là pour ça, sinon il ne me reste plus qu'à décréter que je ne prends plus en consultation mes patientes au-delà de quarante ans.

– Vous feriez peut-être mieux. C'est sans doute plus intéressant.

– Détrompez-vous. Vous êtes à un âge intéressant pour la médecine. De grands progrès ont été réalisés pour qu'une femme de cinquante ans aujourd'hui n'ait pas l'air de la mémé d'hier. Et nous ne sommes pas au bout de nos surprises. Vous allez d'abord tout me dire, sur tous les symptômes et toutes les gênes que vous ressentez depuis le début de votre ménopause. Et sachez que dans mon bureau rien n'est tabou, même ce qui peut vous paraître inavouable. Je suis médecin. Ce que vous cachez aux autres par pudeur, c'est avec moi que vous devez l'exprimer, parce que j'ai dans mes tiroirs magiques les solutions à vos soucis.

Femmes de pouvoir, femmes au pouvoir

On n'a jamais vu autant de femmes à des postes clés qu'aujourd'hui. Que ce soit dans le domaine de l'entreprise ou dans celui des hautes sphères de la politique. Quelle revanche !

La femme, considérée jadis par la gent masculine comme le sexe faible, ne serait-elle pas devenue l'avenir du XXIe siècle ?

Un nouveau féminisme est né. Ces femmes ne ressemblent pas aux pionnières du féminisme, quasi stéréotypées dans leur apparent rejet des hommes. Elles ne sont plus dans la revendication, elles sont passées à la construction, la décision et le pouvoir. Malgré les apparences, la France est loin d'être en tête de la féminisation du pouvoir, au regard des autres pays du monde :

– Au Chili, Michelle Bachelet, Présidente, première femme à avoir été élue démocratiquement à la tête d'un pays d'Amérique du Sud.

– Au Liberia, Ellen Johnson Sirleaf, Présidente, première femme chef d'État élue en Afrique.

– En Inde, Pratibha Patil dirige le pays depuis le 21 juillet 2007.

– Aux Philippines, Gloria Arroyo est chef du gouvernement depuis 2001.

– En Finlande, Tarja Halonen est présidente de la République depuis février 2000.

– En Nouvelle-Zélande, Helen Clark succède en 1999, à la tête du gouvernement, à Wellington, à Jenny Shipley, première femme Premier ministre de ce pays.

– Angela Merkel devient le 22 novembre 2005 la première chancelière de l'Allemagne.

Elle est la seule chef de gouvernement en Europe.

– Ségolène Royal a été candidate à l'élection présidentielle de 2007 en France.

– Et Hillary Clinton se présente à la candidature démocrate américaine.

Pourquoi les femmes accèdent-elles au pouvoir aujourd'hui plus qu'hier ? Pas seulement grâce à leur ténacité et à leur lutte pour s'imposer, mais surtout parce que les hommes les ont laissées arriver là. Ils ont cessé de les rabaisser. Le machisme faisait barrage à leur accession à des postes de pouvoir. Leurs ancêtres n'étaient pas moins intelligentes, pas moins brillantes qu'elles, mais cet avenir leur était interdit. N'oublions pas qu'en France, pays dit développé, industrialisé, les femmes n'ont eu le droit de vote qu'en 1945 et l'accès à un compte en banque personnel que dans les années 60.

La vie était tellement plus simple quand chacun restait à sa place et que les femmes se cantonnaient à des rôles ménagers ! Les hommes faisaient semblant d'ignorer leur potentiel, sans doute avaient-ils peur de leur pouvoir, et ils avaient raison.

Ils détenaient la vérité : les femmes ne sont pas les égales de l'homme. Elles sont infiniment supérieures. Une femme peut posséder toutes les qualités, toutes les capacités d'un homme avec en bonus la sensibilité inhérente à sa nature de femme. Au sommet de leurs responsabilités, cette sensibilité les tempère et les rend plus raisonnables dans des choix décisifs. Contrairement aux hommes qui s'égarent dans les affres du pouvoir.

Elles sont plus ouvertes, moins bornées, moins têtues et

savent transiger quand il le faut sans avoir le sentiment d'avoir fait preuve de faiblesse.

Elles n'ont pas peur de paraître « sans couilles » parce qu'elles n'en ont pas, et même si, paradoxalement, elles en ont plus que certains hommes, leur orgueil n'est pas suspendu à cet attribut virtuel.

Ma première impression, en voyant ces femmes, est qu'elles sont tout le contraire de ce qu'on s'imagine. Elles ont deux facettes. Elles passent d'un monde à l'autre sans difficulté. Les hommes, eux, continuent à jouer leur rôle de super héros où qu'ils passent.

Elles sont puissantes, et certaines bien plus redoutables que les hommes.

Anna L., 58 ans
P-DG

Anna est la femme la plus redoutée et la plus redoutable du milieu dans lequel elle sévit. Grand patron d'une entreprise industrielle française, elle est la référence suprême. D'une compétence incontestable et d'une intelligence rarement égalée, elle laisse ses interlocuteurs sans voix. Tout le monde la craint, personne n'oserait la contredire. Elle est tellement respectée par les hommes que même dans les pays les plus machistes au monde ils sont à genoux devant elle.

Dans mon cabinet, c'est une femme délicieuse, dotée d'un humour exceptionnel, très chaleureuse et qui ne fait pas d'esbroufe.

Elle a toujours été pour moi une énigme : y avait-il une faille chez cette femme exemplaire ?

Je n'allais malheureusement pas tarder à en avoir le cœur net.

Je l'avais fait convoquer pour lui parler de ses résultats d'analyses. Elle avait subi une biopsie des ovaires la semaine passée et, contrairement à l'inquiétude légitime qui pousse les patientes à téléphoner cinq fois par jour pour savoir si les résultats sont arrivés, elle n'avait pas appelé. La vie continuait et c'est elle qui avait raison.

J'imagine qu'avant même que je lui commente ses analyses elle avait compris la nature de ce rendez-vous.

Allait-elle désormais occulter cette nouvelle ou bien s'effondrer ?

Épatante en toutes circonstances, elle me bluffa une fois de plus, parce qu'elle ne choisit rien de cette alternative.

Quand j'ai prononcé le mot cancer, elle a été bien évidemment complètement déstabilisée. Quelque chose en elle s'est écroulé instantanément.

Elle avait les larmes au bord des yeux, mais elle s'interdisait de les faire déborder. Pendant trente minutes, elle s'est mise à me poser méthodiquement toutes les questions de la terre concernant la maladie, son traitement et ses conséquences.

J'y répondais avec franchise, sans rien minimiser. Elle écoutait attentivement, et je mesurais au fil de mes réponses combien je la rassurais parce qu'elle comprenait.

Sa première préoccupation fut de savoir comment s'organiser pour subir le traitement en fonction de son emploi du temps. Il était hors de question de s'arrêter. Et la deuxième fut : « Comment paraître en bonne santé vis-à-vis des autres ? »

À la fin de la consultation, elle s'est levée et m'a dit au revoir comme si rien de particulier ne s'était passé.

J'ai vu ce bulldozer s'effondrer puis repartir instantanément.

Quelle force ! Je ne sais pas si aucun homme aurait pu réagir avec autant de courage et d'optimisme.

Aujourd'hui, et après un lourd traitement, elle est guérie. Personne ne l'a su. Elle s'est battue seule, sans doute était-ce sa manière à elle de ne pas s'écrouler.

En dissimulant son mal, elle s'est épargné bon nombre de questions et de commentaires de la part des « autres ». De la part de ceux, en bonne santé, qui ne savent pas ce qu'est la maladie mais ne peuvent se retenir d'apporter des témoignages et des anecdotes qu'il vaudrait mieux ne jamais entendre.

Elle n'a pas eu à subir le regard inquiet de l'interlocuteur qui se prend immédiatement de pitié pour le malade en le visualisant comme futur condamné à mort. Elle n'a pas pu se plaindre, attitude qu'elle déteste par-dessus tout, et elle s'est sans doute sentie moins mal qu'en ayant exprimé ses angoisses. Chacun reste dans son domaine de compétences. Le médecin rassure, et les proches ignorants nous donnent la délicieuse sensation que rien n'a changé et que tout ira donc bien.

Cette incroyable force, présente chez beaucoup de femmes, est le moteur qui leur permet d'aller de l'avant pour continuer le combat. Être de toutes les batailles, de tous les défis ne les effraye pas. Elles jonglent avec leur vie professionnelle et leur vie privée en permanence, passant de l'une à l'autre de façon admirable.

Si les hommes cloisonnent et ont souvent besoin d'un sas de décompression entre les portes de ces deux univers, les femmes passent d'un monde à l'autre sans difficulté. C'est pourquoi, lorsqu'elles sont déchargées de certaines obligations familiales, quand les enfants sont partis, elles se découvrent des moments privilégiés qu'elles peuvent consacrer à leur seule ambition. Elles ont tout le loisir de laisser exploser leurs talents. Elles ont soif de cette liberté d'action et d'horaire qui leur a tellement manqué quand elles devaient gérer un quotidien avec des enfants. Devoir accourir quand ils avaient 40 de fièvre, libérer du temps pour foncer chez le médecin.

Retourner travailler tout en y pensant encore parce que l'instinct maternel engendre l'inquiétude. Ne surtout pas la montrer quand elles travaillent à des postes de responsabilité où les hommes sont majoritaires.

S'évertuer à faire taire ces arguments sexistes qui prétendent qu'engager une femme, c'est courir le risque qu'elle tombe enceinte, qu'elle veuille rentrer tôt pour s'occuper des enfants, ou plus tard qu'elle soit très irritable à cause de sa ménopause. Engager à plein temps une femme divorcée avec enfants équivaut à engager un homme à mi-temps. Il vaut souvent mieux, afin d'accéder à un poste à haute responsabilité, être une femme stérile mais heureuse de l'être qui ne cherche pas l'âme sœur.

Avec un homme, ce type de problèmes n'existe pas. Les hormones ne les travaillent pas, diraient certains...

Alors, après avoir vécu des années à tout gérer, quand il ne s'agit plus que de se consacrer à sa vie professionnelle, elles dépassent évidemment la majorité des hommes. En toute logique, la tâche leur semble beaucoup plus aisée qu'elle l'a jamais été. Et à cinquante ans, à l'heure où beaucoup d'hommes commencent à se sentir de plus en plus épuisés et stressés, les femmes, elles, se sentent prêtes à décrocher la lune.

Avoir enfin l'esprit libre pour se concentrer sur un seul domaine, et s'y consacrer à plein temps, elles en ont longtemps rêvé. C'est pourquoi elles sont si performantes.

Ève, 53 ans
Célibataire sans enfants

À part de faibles indices révélant son identité sexuelle, Ève ne fait aucun effort pour dévoiler sa féminité. Je dirais même qu'elle s'évertue à la cacher soigneusement, tant dans ses codes vestimentaires, costumes croisés, chaussures plates, que dans sa démarche et sa coiffure.

C'est une femme extrêmement dure, elle pourrait vous pétrifier pour l'éternité en un seul regard. Quand elle vous toise du haut de son mètre quatre-vingts, vous vous sentez tout petit. Sa vie est guidée par sa rage de réussir. Performer, aller de l'avant, tuer ceux qui se mettent en travers de sa route, c'est son mode de fonctionnement. Sa vie professionnelle est exemplaire, elle est devenue chef d'entreprise à trente ans.

Elle a été élevée comme un mec par son père dans la haine de sa mère qui l'aurait abandonnée à l'âge de un an.

Elle est boulimique de travail et de sexe. Aucun homme n'a eu le privilège à ce jour de se réveiller plus de deux fois à ses côtés, elle les prend et elle les jette sans l'ombre d'un regret. Elle n'a jamais la sensation d'être lésée, puisqu'elle ne s'investit pas et ne donne rien.

– Comment vont vos amours ?

– Tout de suite les grands mots, vous êtes trop romantique, mon cher docteur. Vous savez bien que les hommes, je les baise puis je les jette... régulièrement. Si la question est plus clairement « comment va votre vie sexuelle », je vous réponds très bien merci !

J'aime sa façon de ne pas s'embarrasser de faux-semblants, et même si je sais qu'Ève trouve une utilité purement hygiénique aux hommes qu'elle rencontre, je ne peux m'empêcher de la titiller sur le sujet. J'ai une tendresse toute particulière pour elle parce que sa façon de ne jamais dévoiler une once de tendresse me touche profondément.

Au moment où nous sommes sur le point de terminer cette consultation, elle se met à se confier :

– J'ai reçu une lettre de ma mère. » Elle reprend son souffle puis continue. « Tout ce qu'elle trouve à m'écrire c'est " viens, je t'en supplie, je vais mourir et je veux tenir ta main ". »

Sa mère vivait à l'étranger, à trois heures d'avion de Paris.

– Vous allez y aller ? lui dis-je en ne la quittant pas des yeux.

– Non, je n'en ai aucune envie, je me suis passée d'elle pendant cinquante-deux ans, je pense pouvoir continuer sans problème.

Elle maintient son regard dans le mien et n'y laisse passer aucune émotion.

Je ne peux me résoudre à la laisser partir maintenant. Elle ne peut pas être dure à ce point. Elle doit casser la carapace qui lui interdit la tendresse.

Je demeure pensif durant quelques instants. Pourquoi est-elle venue me parler de cette lettre si elle est intimement convaincue de la décision qu'elle prend ? Je réalise alors que j'ai un rôle à jouer : il outrepasse mes fonctions sans aucun doute, mais je ne dois pas la laisser s'échapper sans tenter de la convaincre d'aller voir sa mère.

– Si vous n'y allez pas, vous le regretterez toute votre vie, croyez-moi. On ne peut pas refuser une main tendue de quelqu'un qui souffre, quelle qu'elle soit. Depuis toujours vous n'avez eu qu'un seul son de cloche à propos de votre maman ; donnez-lui et donnez-vous la chance de la laisser s'expliquer.

– On verra, mais je dois filer parce que je suis très en retard.

– Promettez-moi d'y aller, Ève.

Je n'arrive pas à lâcher sa main.

– Vous me raconterez, d'accord ?

Pour la première fois depuis vingt ans, elle m'apparaît touchée. Une lueur inédite émerge dans ses yeux, son regard n'est plus le même.

La suite m'a confirmé qu'elle avait été sensible à mon discours. Elle était partie voir sa mère, lui avait tenu la main, l'avait écoutée et avait compris que son père était en partie responsable de cet éloignement.

La magie de la vie, qui ne se manifeste pas assez souvent à mon goût, avait agi, et sa mère était certes malade mais toujours en vie. Elle allait donc la voir régulièrement, le plus souvent possible afin de rattraper toutes ces années perdues.

J'ai vu cette femme inébranlable se métamorphoser. La chrysalide est devenue papillon. Ses ailes se sont déployées et sa féminité a émergé. Elle qui prenait soin de ne jamais laisser percer la moindre douceur a finalement pris le parti de laisser éclater cette part d'elle-même. Elle a laissé pousser ses cheveux, a naturellement changé de démarche.

Elle est devenue femme à cinquante-trois ans. Elle s'est laissé cueillir par la douceur maternelle.

Je garde pour cette femme une éternelle tendresse.

Les aléas de la vie

La cinquantaine est un âge où beaucoup de bouleversements apparaissent mais pas seulement hormonaux.

La configuration géographique de notre famille se trouve souvent modifiée.

Oui, c'est l'âge où les enfants quittent le nid, mais c'est aussi l'âge où nos parents nous quittent définitivement quand ils ne l'ont pas déjà fait. Les douleurs sont intenses, et les remises en question nombreuses.

Quand on ne vit pas en couple à ces moments de l'existence où il faut gérer des traumatismes émotionnels, la solitude prend toute sa dimension parce que les événements paraissent insurmontables. Avoir une épaule solide sur laquelle s'appuyer et une oreille attentive à laquelle se confier dans ces tourbillons d'événements est très important et permet de surmonter les drames avec plus de facilité.

Bien se connaître et ne pas se penser unique dans sa souffrance aide à rebondir et à traverser ces épreuves.

Ne pas s'apitoyer est la règle d'or pour se sortir des situations les plus difficiles.

Catherine, 58 ans
Ostéopathe

Catherine était mariée depuis vingt ans quand elle a rencontré Bernard. Ils sont pour moi des sortes d'amoureux éternels. Ils ont vécu le début de leur histoire dans la plus grande discrétion afin de protéger leurs enfants respectifs.

Ils ont attendu que le petit dernier ait quitté le nid, en l'occurrence le fils de Catherine, pour commencer à vivre leur amour au grand jour.

Elle s'est donc séparée de son mari, avec pertes et fracas parce qu'il ne s'y attendait pas. Trop préoccupé à divertir ses nombreuses maîtresses, il n'avait donc rien vu venir, et afin de se venger d'être ainsi déshonoré, il exerça le seul moyen de pression envisageable quand on se sent impuissant : l'argent. Il ne lui donna plus un centime du jour où elle fit ses valises, pensant ainsi l'influencer, et persuadé qu'entre le niveau de vie qu'il lui offrait et les piètres revenus de son amant le choix de Catherine ne serait pas difficile à faire.

Mais Catherine, femme forte et entière, préféra manger des vaches maigres pendant un temps et finit par trouver un travail. Tant qu'on ne la privait pas de son grand amour, rien ne pouvait vraiment l'atteindre.

Cela fait maintenant cinq ans qu'ils vivent sous le même toit et ils ne regrettent rien : ils sont faits l'un pour l'autre.

Mais Catherine a payé cher le prix de l'amour. Son ex-mari a tellement fait preuve d'objectivité et de grandeur d'âme qu'il a réussi à la rendre condamnable aux yeux de son fils. Est-il seul responsable ou ce jeune homme avait-il déjà des prédispositions pour ne pas supporter qu'un homme lui vole sa mère ? Je pencherais pour la seconde hypothèse.

Catherine est grand-mère depuis quelques jours. J'ai été le premier au courant, c'est moi qui ai mis au monde sa petite-fille, un magnifique bébé de trois kilos.

Je la prends dans mes bras dès qu'elle entre pour la féliciter. Elle paraît très émue, et je la sens au bord des larmes. Ce ne sont pas que des larmes d'émotion. À peine assise, elle s'explique :

– Je m'étais juré de ne pas pleurer, mais c'est tellement dur pour moi, me dire que je n'ai pas le droit de voir cet enfant...

– Léo vous l'a interdit ?

– Oui... Il m'a même dit que si j'avais la mauvaise idée de passer à la clinique il me ficherait dehors. J'ai juste envoyé des fleurs à ma belle-fille que je ne connais pas non plus, puisque je n'ai pas été invitée à leur mariage, et j'ai fait livrer une peluche pour Emma.

– Il n'a pas le droit de se comporter comme un petit garçon. Sa femme doit sortir demain, il sera sûrement là, je vais lui en toucher deux mots. J'espère que la paternité l'aidera à réaliser qu'il n'a pas à vous infliger ça, ce qu'il vous fait est inadmissible.

– Il est inflexible, vous savez. J'ai tout tenté. Tout ça c'est de ma faute, si je n'étais pas partie avec Bernard, ça ne serait jamais arrivé. Il m'en veut, il vit ça comme une trahison. Il dit que ce n'est pas l'attitude d'une mère responsable.

– Mais il avait vingt-cinq ans quand vous avez quitté son père et il ne vivait plus chez vous ! Vous n'avez pas à vous culpabiliser. Il ne peut pas supporter l'idée que sa mère soit heureuse, c'est ça son vrai problème.

– C'est vraiment le seul sujet de discorde entre Bernard et moi, celui qui fait qu'on s'enguirlande systématiquement. Il ne supporte pas de me voir mal à cause de mon fils, et en même temps il comprend que ne plus voir son enfant est une grande souffrance. Il me voit tellement démontée chaque fois que je tente de l'appeler, d'entrer en contact avec lui ! Bernard ne peut pas comprendre, malgré tout ce qu'il peut dire, il n'a pas eu ce problème, sa fille vient souvent nous voir d'ailleurs. Je m'entends très bien avec elle.

– Combien de fois vous l'ai-je dit, Catherine, un jour ou l'autre, même si vous n'étiez jamais partie, il vous aurait laissé à sa manière.

– Je ne sais pas...

– Pour l'amour du ciel, vivez votre vie et soyez heureuse. Pensez à vous d'abord.

Ce fils ne peut supporter l'idée de sa propre mère comme une femme avant tout. Il ne la respecte et ne l'admire que si elle ne déroge pas à son rôle de dévotion, de sacrifices et de renoncements qui composent à ses yeux la mère idéale.

Cet homme a une telle image de la mère qu'on peut se demander comment sa relation avec sa femme va évoluer maintenant qu'elle est devenue maman.

Les couples qui connaissent leur deuxième union savent à quel point les enfants peuvent en vouloir à l'un des deux d'avoir brisé un équilibre familial au sein duquel, paradoxalement, ils ne vivaient plus depuis longtemps.

On pourrait penser que, avec les années qui passent et qui font grandir nos enfants tandis que nous vieillissons, on accède de plus en plus à des rapports d'adulte à adulte. Il n'en est rien, ou en tout cas la réciproque n'est pas toujours vraie.

Oui, les enfants n'en sont plus, et ils exigent d'être traités en tant qu'adultes, mais les parents que nous sommes vont avoir en prime le droit d'être jugés et critiqués par ceux-là mêmes que nous avons élevés, choyés, éduqués du mieux que nous pouvions.

Les moralisateurs ne sont pas toujours là où on les attend.

Et le problème, c'est qu'on peut toujours mieux faire, surtout avec le recul, et essentiellement quand on ne peut plus rien y changer.

Il semble parfois que le bonheur des parents importe peu avant qu'ils aient atteint un âge canonique. Quand nous avons dépassé les quatre-vingts ans, nos enfants n'ont jamais eu autant envie que nous soyons heureux, au point qu'ils accepteraient n'importe quel compagnon ou compagne qui les déculpabiliserait de nous laisser seuls. Quand je dis n'importe qui, j'exagère, ledit compagnon ne doit pas être trop jeune non plus !

Une de mes patientes que j'adore, qui a quatre-vingt-deux ans et que je considère comme une de mes fiancées préférées, me dit souvent en parlant de ses enfants qu'elle a un excellent argument pour qu'ils viennent la voir plus souvent : elle les menace régulièrement de se remarier, pour combler sa solitude, de préférence avec un petit jeune afin de leur faire passer l'héritage sous le nez. Et au-delà du fait qu'elle est en effet richissime, c'est encore une très jolie femme qui, j'en prends les paris, pourrait en faire succomber plus d'un.

À l'inverse, j'ai une de mes patientes qui, brouillée avec sa mère depuis des années, n'a pu maintenir cette ligne de conduite, malgré elle. Frappée d'Alzheimer, sa maman ne se souvient pas du tout qu'elles sont fâchées et revient vers elle chaque jour comme si de rien n'était. Peut- être feint-elle de ne plus se souvenir ? Si telle est la vérité, cette maladie aurait finalement quelques aspects positifs.

Aborder la deuxième partie de sa vie en toute sérénité est un programme séduisant, mais il ne faut pas pour autant négliger les difficultés liées à cette période.

Bilan amoureux

Vers cinquante ans, les femmes que je vois sont pour la majorité en train de vivre une deuxième union, savourant le bonheur de se retrouver en amoureux, elles et leurs époux, après le départ des enfants.

D'autres sont confrontées à la solitude, parce que leur mari les a quittées. Déjà en proie à un sentiment de perte d'identité féminine depuis que les hormones abandonnent leur corps, ces femmes vivent des moments très difficiles.

Certaines, divorcées depuis quelques années, redécouvrent un grand amour, et leur féminité s'en trouve révélée et éclatante.

D'autres connaissent une deuxième adolescence et sont seules, par choix de ne plus subir les contraintes de la vie de couple sans pour autant renoncer à une vie sexuelle épanouie.

Leurs amants de passage et les sorties avec leurs copines font partie du tourbillon de leur vie.

Sophie G., 52 ans

Elle est mariée depuis vingt-cinq ans avec un riche publicitaire. Elle a une très belle vie, ne travaille pas, elle a deux beaux enfants qui font leurs études aux États-Unis. Sophie est de toutes les soirées, tous les cocktails mondains, toutes les avant-premières. Elle possède une garde-robe magistrale, est toujours tirée à quatre épingles, et sa beauté n'a d'égale que sa classe naturelle.

C'est probablement son clone qui arrive aujourd'hui, version j'ai-raté-ma-vie. Les cheveux hirsutes, sans maquillage, un jean informe, de vieilles chaussures plates, et un chemisier froissé dans lequel elle doit avoir passé la nuit.

Je lui propose immédiatement un café, pressentant que son besoin de parler est plus urgent que celui de se faire examiner. L'ombre d'elle-même finit par prononcer un mot :

– Pierre est parti.

– Parti, parti... Ou juste pour réfléchir ?

– Non, l'étape de la réflexion, il l'a sautée...

– Et vous le vivez comment au fond de vous ?

– Comme vous pouvez l'imaginer... Pierre était tout pour moi.

– Ne dites pas ça !

– Mais j'ai raison, je ne suis rien sans lui ! Je ne travaille pas, mes amis sont ses amis au départ. Je me retrouve abandonnée de tous.

– Et financièrement, il ne vous a pas laissé sans rien ?

– Ah non ! grand prince, il m'a laissé un gros chèque. Je ne sais pas s'il s'agissait de me dédommager de toutes ces années passées à croire qu'il m'aimait...

– Ne dites pas de bêtises, ne balayez pas vingt-cinq ans de vie commune en bloc.

– Je le comprends, je suis trop vieille, comment puis-je rivaliser avec le corps d'une fille de trente ans...

– On ne fait pas sa vie avec un corps. Vous n'êtes pas qu'une enveloppe charnelle. Et vous êtes encore très belle.

– Tellement belle qu'il est tombé amoureux d'une autre... Ce qui est troublant, c'est qu'elle ressemble à la femme que j'étais quand j'étais jeune. Je suis allée la voir, pour mettre une image sur celle qui m'a volé l'homme que j'aime. On a parlé, elle a été gentille. Moi je voulais savoir ce qu'elle avait de plus que moi... excepté l'attrait de la nouveauté bien sûr. J'ai été servie, la réponse a été claire : ce qu'elle a de plus que moi ? Tout ! Parce qu'elle est sublime, intelligente, souriante. Je le comprends, moi aussi, si j'étais un homme et qu'on m'avait laissé le choix entre elle et moi, je l'aurais choisie. C'est une évidence ! Entre une vieille bagnole que l'on conduit depuis trente ans et un joli cabriolet tout neuf, personne n'hésite.

– La comparaison est un peu légère. Si vous commenciez par arrêter de vous déprécier, vous sortiriez déjà la tête de l'eau. Ensuite, vous allez vous secouer, c'est-à-dire prendre soin de vous comme d'habitude. Vous vous maquillerez le matin, vous vous habillerez avec toutes les jolies choses qui ne doivent pas manquer dans votre placard. Et au moins quand vous vous regarderez dans la glace vous vous sentirez plus apte à sourire.

« Je comprends que vous traversiez un moment difficile, mais il faut que vous réagissiez. Vous apitoyer sur votre sort, passer vos journées à pleurer en faisant la liste de tous vos torts et débiter des inepties sur ce que vous n'êtes pas n'arrangera rien.

« Je vais vous prescrire quelque chose qui va vous aider à remonter la pente. Et en attendant, voyez du monde, ne restez pas enfermée chez vous. Faites-vous belle, sortez dîner dehors, voyez des copines, c'est en faisant semblant d'aller bien qu'on se sent déjà mieux.

Elle ne pleurait plus. Je savais néanmoins que je ne l'avais pas guérie de l'amour de son mari, mais j'espérais lui avoir au moins inoculé quelques doses d'optimisme afin de traverser cette épreuve.

Il est très difficile d'être quittée à un âge où l'on se voit basculer dans le gouffre de la vieillesse. D'autant plus quand l'être aimé part se lover dans les bras d'une femme de vingt ans de moins, ce sentiment d'impuissance face au désamour est alors décuplé.

Il apporte le coup de massue supplémentaire qui tend à faire croire que l'amour est principalement réservé à une certaine jeunesse à qui il faut accepter de passer le flambeau quand nos heures de gloire sont derrière nous et que notre physique donne les premières alertes d'un déclin croissant.

Terrible injustice qui consiste à trouver normal qu'un homme soit beaucoup plus âgé que sa partenaire, parce que l'homme qui vieillit gagne en charme, tandis que la femme n'en finit pas de flétrir. Comme on change les fleurs d'un vase quand elles commencent à perdre leurs pétales, certains considèrent qu'il est temps de changer d'épouse à partir d'un certain âge.

Jeanne F., 61 ans
Mariée, 4 enfants

Cette femme vient toujours accompagnée de son mari depuis qu'il est à la retraite. Jacques a soixante-dix ans et il a découvert l'univers fascinant des gynécologues il y a dix ans. Ils ont en commun le sens de l'humour et l'amour qui les lie depuis plus de trente ans.

– Je suis au bout du rouleau, dit-elle en s'effondrant dans son fauteuil.

– C'est rien de le dire ! Depuis que notre petit dernier est parti, Jeanne est l'ombre d'elle-même. Le calme de la maison lui tape sur le système nerveux. Et pourtant il y a des jours où elle en a rêvé, de ce silence, de cet instant où l'on se retrouverait juste tous les deux.

– Oui, mais à l'époque, j'avais quatre enfants dans les pattes dont l'aîné avait sept ans. Évidemment que j'en rêvais... Je nous imaginais courant nus dans la maison...

– Il n'est pas trop tard, ma chérie ! S'il n'y a que ça pour te rendre le sourire, j'augmente le chauffage dès ce soir !

– Sauf qu'à nos âges pour que la scène soit jolie je la visualise plutôt en peignoir !

– C'est agréable !

– Non, mais on va s'y faire.

– C'est ce que certains médecins appellent le syndrome du « nid vide » !

– Sans compter qu'on ne pondra plus jamais...

– Parle pour toi, chérie... Nous les hommes, on peut continuer à faire des enfants jusqu'à la fin de nos jours.

– Encore faut-il trouver la jeune folle qui acceptera que tu l'insémines.

– Tu veux qu'on parie ? Je te rappelle qu'en quarante ans de vie commune tu n'en as gagné aucun, mais si tu veux parier une nouvelle fois, je m'en réjouis d'avance...

– C'est honteux de faire des paris aussi stupides. Et puis je te conseille d'arrêter de faire le malin, parce que le jour où tu auras des problèmes de prostate, on verra qui rira le dernier...

J'en profitai pour intervenir :

– C'est sympathique l'ambiance chez vous en ce moment, non ?

– On plaisante, dit-il en se penchant vers elle. Tu sais bien que je ne te quitterai plus maintenant, c'est trop tard, trop fatigant un déménagement à mon âge !

– Si c'est ça qui te retient, je veux bien te les payer, tes déménageurs !

– Ah bon ! tu gagnes ta vie maintenant ????

– Rien que pour te voir foutre le camp je me sentirais capable de travailler pour la première fois de ma vie.

– Fais attention, ça peut être dangereux !

– Je prends le risque... Pour une fois que je peux m'offrir un bon coup d'adrénaline, je ne vais pas rater ça !

– Et si ça se trouve ton cœur ne le supporterait pas...

– Tu as raison, c'est encore toi qui t'en sortirais le mieux dans cette histoire. Pourquoi chercher les difficultés alors que je m'accorde si bien à te gâcher la vie sans bouger, depuis tant d'années. Et crois-moi, tu n'as vécu que le meilleur, prépare-toi au pire...

J'assistais à une scène de ménage en direct, et tel un spectateur attentif je les regardais sans rien dire, pour ne pas en perdre une miette. Ils avaient oublié ma présence, mon rôle se bornait à être le plus transparent possible en dépit de la proximité physique que nul ne pouvait nier entre eux et moi : je me tenais face à eux, assis derrière mon bureau. Aurait-il été préférable que je m'éclipse ?

En d'autres temps et d'autres lieux, c'eût été la meilleure solution, mais ils étaient dans « mon » cabinet, donc sur mon territoire, et, plus précisément, là où je viens pour travailler.

À moins de les faire retourner en salle d'attente le temps qu'ils règlent leur différend...

J'allais finalement tenter une percée, profitant d'une seconde de répit, mais je fus devancé par Jacques qui n'avait pas dit son dernier mot.

– C'est ce que j'apprécie chez toi, ta franchise. Certaines femmes feraient semblant d'être aimables, douces et attentives, toi au moins tu ne t'encombres pas de ce genre de considérations inutiles !

– Tu vois, quand tu réfléchis sainement, tu me trouves des qualités...

– Au moins une. Ne nous emballons pas non plus !

– C'est déjà un début...

Puis elle se lève d'un bond et ce brusque changement de rythme me fait presque sursauter ; elle s'approche, dangereusement à mon goût, de son mari, pour finalement lui déposer un tendre baiser sur les lèvres et échanger un regard éperdument amoureux.

C'est seulement à cet instant qu'ils reprennent conscience du lieu dans lequel ils sont. Je réapparais enfin à leurs yeux :

– Pardonnez-nous, docteur, même quand on fait des efforts, on ne réussit jamais à se détester complètement... Et, malgré les apparences, on est tous les deux ravis de vous voir.

Je ne pouvais pas les imaginer l'un sans l'autre. Ces éternels amoureux n'avaient pas le droit de faillir à leurs promesses.

Ghislaine R., 55 ans
Divorcée

Cette femme n'a jamais eu l'air aussi épanouie que depuis que sa vie a basculé. Elle s'est retrouvée, à l'aube de ses cinquante ans, dans une grande solitude. Sa fille est partie pour s'installer avec son fiancé, son mari qui ne pouvait plus tenir a malgré tout attendu quarante-huit heures après le départ de sa fille pour lui annoncer que lui aussi partait. Même si elle s'y attendait plus ou moins – est-on jamais préparé à ce genre de surprise – elle a été assommée quelques jours malgré tout.

Seulement quelques jours, parce que, un drame en chassant un autre, trois jours plus tard, sa mère décédait.

En une semaine, elle avait tout perdu. Plus personne ne lui demandait où était sa brosse à cheveux le matin, le téléphone qui sonnait régulièrement et précisément à 19 heures chaque soir ne tintait plus, et l'homme qui se couchait à ses côtés depuis vingt ans avait disparu de la chambre conjugale.

Ce silence inhabituel semblait clamer sa nouvelle solitude.

Et un beau matin elle s'est levée avec une farouche envie de vivre et de savourer ce que la vie peut donner avant qu'elle se décide de tout reprendre. Sa nouvelle devise était de profiter tant qu'il est encore temps. C'était donc tout de suite et maintenant.

À la voir aujourd'hui, je réalise qu'elle n'a jamais été aussi resplendissante et donc aussi belle qu'à cinquante-cinq ans.

– J'ai presque honte d'être aussi heureuse parfois.

– Vous avez tort, ça fait tellement de bien aux autres de voir des spécimens comme vous que vous pourriez être déclarée d'utilité publique.

– Je vis toujours seule, vous savez, mais pour rien au monde je n'aurais envie de revivre en couple. Je ne regrette rien de mon passé, mais j'apprécie ce présent avec une insouciance inimaginable.

– Vous vivez votre deuxième adolescence en quelque sorte.

– Oui, mais en dix fois mieux. J'ai une totale liberté, je gagne ma vie, je n'ai de comptes à rendre à personne...

– Même pas à votre fille ?

– J'évite d'avoir à lui en rendre. Je ne veux pas la perturber. Les enfants sont fragiles, et pour une fille avoir une mère célibataire très heureuse n'est pas forcément très épanouissant. J'en ai déjà fait l'expérience. Ma pauvre maman aurait dit que je mène une vie de patachon, paix à son âme...

– Votre vie est tumultueuse à ce point ?

– Si vous entendez par tumultueuse le fait que je sorte cinq fois par semaine, que le nombre de mes amants ne cesse de croître et que je passe des soirées mémorables avec mes copines célibataires, alors on peut dire que oui !

– Vous sévissez en bande...

– Attention ! Je n'ai aucune relation sexuelle en groupe...

– Je n'ai pas dit ça. Je dis que les bandes de copines sont souvent redoutables, à tous niveaux. Ce qui m'intéresse, ce sont vos conversations. Je pourrai assister un jour à un de vos dîners de copines ?

– Vous risqueriez d'être choqué.

– On parie si vous voulez ?

– OK. Mais vous êtes accro aux femmes ! Vous en voyez déjà toute la journée et vous en réclamez encore le soir ? ? ? ?

– J'adore la compagnie des femmes. Je trouve leurs conversations bien plus passionnantes que celles des hommes. Vous parlez de la vraie vie, des sentiments, vous évitez la politique et l'économie...

– De vraies gourdes en somme... C'est ça qui vous manque, passer une soirée avec une brochette de gourdasses.

Nous partons tous deux en chœur dans un grand fou rire.

– Vous êtes injuste parce que, vos copines, je les connais toutes... Et je sais qu'elles sont loin d'être idiotes.

– C'est vrai que je vous les ai toutes envoyées. J'espère qu'elles ne racontent rien sur moi ! Vous me le diriez, n'est-ce pas ?

– Secret professionnel !
– Ma vie privée est votre secret professionnel, je rêve !
– Il y a de quoi... On dirait.

Mélanie J., 52 ans
Divorcée
Copine de Ghislaine

– Vous l'avez vue hier, il paraît ?
– Tout se sait, on dirait.
– Vous l'avez trouvée comment ?
– Très bien, pourquoi me posez-vous cette question ? Elle a des problèmes ?
– Elle fait n'importe quoi de sa vie, c'est ça son problème !
– Ça la regarde. Et puis elle ne me paraît pas irresponsable.
– Elle se tape un nombre de types, vous ne pouvez pas imaginer.
– Tant que ça ?
Elle hausse les épaules et lève les yeux au ciel pour exprimer l'inexprimable.
– Si vous la voyiez dans les soirées ! On dirait qu'elle cherche une proie à sa façon de regarder les hommes. À sa place, je serais gênée.
– Vous êtes une bonne copine, vous, non ?
– Je dis ça pour son bien !
– Je crois qu'elle s'en charge toute seule.
– Ah ça, c'est rien de le dire ! Moi je pense que cette soudaine addiction au sexe cache une véritable souffrance.
– Addiction ! Le terme me paraît fort.
– Franchement, quand on se fait sauter aussi régulièrement et jamais deux fois par le même, vous appelez ça comment, vous ? Elle fait ce qu'elle veut de sa vie, mais pour sa fille, c'est déplorable.

– À son âge, et étant donné qu'elle vient de se marier, je pense que le traumatisme sera minime…

– Parlons-en du mariage. Elle n'a rien trouvé de mieux que de se taper le père du marié, vous y croyez ? ? ?

– Et la mère du marié était là ?

– Non, pauvre sainte femme, elle est décédée d'un cancer, il y a deux ans…

– Donc l'honneur est sauf ! dis-je pour abréger cette conversation qui me déplaisait au plus haut point.

Je n'aime pas perdre mon temps à écouter les gens déblatérer sur un de leurs amis. Là au moins, j'étais servi !

– L'honneur, je crois que c'est bien la dernière chose qui la préoccupe.

– Mélanie, si l'objet de votre visite n'était pas uniquement pour me dire tout le bien que vous pensez de Ghislaine, je crois qu'il est temps de passer à vos problèmes, parce que j'ai une journée très chargée.

– Oh ! bien sûr, excusez-moi, je file me déshabiller.

Devais-je informer Ghislaine de l'attention particulière que ses bonnes copines lui manifestaient ? Elle risquait d'en être profondément touchée. J'avançais vers la table d'examen, quand Mélanie redémarra :

– En tout cas, moi je préfère être comme je suis.

– C'est-à-dire ?

– Je ne suis peut-être pas parfaite, mais au moins je suis naturelle. Je ne triche pas moi.

Et toc, ça balance à tout-va !

– Vous souriez parce que vous savez qu'elle a fait refaire ses seins, non ? Allez dites-le-moi… De toute façon, vous n'allez pas me faire croire qu'à nos âges on peut encore avoir une jolie poitrine qui a l'air de tenir toute seule sans avoir eu recours à la chirurgie esthétique ?

– J'ai peur de vous décevoir…

– En tout cas, je préfère être comme je suis, à tout niveau…

– C'est-à-dire ?
– Mieux vaut être seule que mal accompagnée, comme le dit si bien le dicton.

Je constate souvent que, vers la cinquantaine, le nombre d'amitiés féminines chute en même que temps que les hormones...
Jalousies et comportements puérils sont souvent à l'origine de ces inimitiés. Les femmes trop sages ne se sentent plus en phase avec leurs copines devenues délurées.

Deborah, 52 ans

De toute ma vie je n'avais jamais vu de femme aussi râleuse. Elle passait son temps à tout critiquer et n'avait sans doute jamais imaginé qu'elle pouvait étendre sa bouche horizontalement quand elle se taisait, afin d'y faire apparaître un sourire. Elle était bougon, mais je ne pouvais m'empêcher d'éprouver une certaine tendresse pour elle.

Elle entre en soupirant et en levant les yeux au ciel. Elle paraît plus exaspérée que jamais.
– Il était moins une, j'ai failli foutre le camp de cette salle d'attente.
Je lui lance un regard interrogateur tout en consultant sa fiche sur mon ordinateur.
– Vous l'avez fait exprès ou quoi ? C'est un complot : elles sont toutes enceintes jusqu'au cou dans cette foutue pièce.
– C'est normal, c'est une salle d'attente. Elles y restent donc neuf mois.
– On dirait qu'elles se pavanent avec leur gros ventre qu'elles ne cessent de caresser dans un sens, puis dans l'autre, au cas où on n'aurait pas remarqué qu'elles attendent un bébé. Surtout la blondinette, celle à qui vous avez fait un clin d'œil en venant me chercher.

– Ah oui ! Cécile, elle est mignonne comme tout.

– Ça j'en sais rien, c'est votre avis d'homme, moi ce que j'ai remarqué c'est qu'elle est à peine majeure. C'est une hérésie d'être enceinte si jeune.

– Elle a quand même vingt-cinq ans, vous savez...

Déborah s'évente nerveusement avec un prospectus qu'elle a dû prendre dans le couloir.

– Dépassé trente ans, vos patientes n'ont pas droit au petit clin d'œil, c'est ça ?

– J'ai raté un épisode ? Je vous ai épousée hier soir ?

Elle reste sans voix.

– Je me trompe ou vous me faites une scène de jalousie ?

– Alors là, je vois vraiment pas pourquoi vous dites ça, on se connaît depuis vingt ans, c'est quand même pas une jeunette, qui a dû venir vous voir trois fois dans sa vie, qui me poserait un problème.

– Vous êtes un peu nerveuse en ce moment ? Vous avez arrêté de fumer ?

Elle me lance un regard noir.

– Non, j'ai même jamais commencé figurez-vous.... Ça fait plaisir de voir à quel point vous vous intéressez à moi !

– Je suis désolé, Deborah, j'ai eu une dure journée et je vous sens tellement tendue...

– Tu m'étonnes, ça fait plus d'une heure que je poireaute entourée de poules pondeuses, ça horripilerait n'importe qui, je pense !

Il fallait que je me sorte de ce mauvais pas, sous peine d'être encore en boucle sur ce sujet demain matin.

– Bon, sortons de la basse-cour et filez vous déshabiller que je vous ausculte.

Elle finit par sourire, mais pas pour longtemps.

Je découvre à l'examen qu'elle a une inflammation.

– Vous ressentez des douleurs pendant les rapports ?

– J'aimerais bien...

Je relève instantanément la tête vers elle.

– Ben oui, ça prouverait au moins que j'ai des rapports sexuels avec quelqu'un mais malheureusement c'est pas du tout le cas. La dernière fois que ça m'est arrivé, c'était un 29 février... J'en ai tiré les conclusions qui s'imposaient : je devrais attendre quatre ans avant que le miracle se reproduise. J'en suis à la troisième année...

Tenter de trouver un aspect positif est ma mission du moment :

– Vous pourrez donc vous soigner tranquillement avant...

– Laissez tomber... Plus personne ne me regarde, plus personne ne me touche. Et ça ne va pas aller en s'arrangeant à moins d'un Martien fraîchement débarqué de sa soucoupe, et qui ne saurait pas à quoi ressemble une jeune Terrienne... Vous y croyez, vous, aux extraterrestres ?

Bien sûr que j'y croyais, j'étais tellement prêt à tout pour lui donner de l'espoir.

Faire établir un nouveau calendrier, afin que les années bissextiles reviennent plus fréquemment.

Florence N., 56 ans

Elle est tellement effacée que son corps s'est fondu comme sa personnalité. Elle est toute petite, maigrichonne et avance à pas feutrés. Elle parle à voix basse, n'est souvent pas entendue quand elle arrive quelque part et lance son « bonjour » inaudible. Personne ne la remarque et elle en souffre.

Chaque fois qu'elle vient me voir, elle finit par pleurer parce qu'elle rêve d'être aimée et qu'elle crève de solitude. Des années passées à lui dire « séchez vos larmes, ça viendra », des heures de consultation à tenter de lui insuffler une once d'espoir. Au fil du temps, elle ne se plaignait plus de sa solitude, elle s'était fait une raison et je savais qu'au fond d'elle il n'y avait plus d'espoir parce qu'elle considérait que l'amour ne serait plus jamais au rendez-vous.

Mais un beau jour le prince charmant est arrivé. Son conte de fées est devenu réalité.

Pas un petit prince de pacotille, non, un véritable amoureux, totalement fou d'elle, transi, prêt à tout pour la rendre heureuse. Il était lui aussi déconnecté de la vie amoureuse depuis longtemps parce qu'il était veuf, et il revit depuis sa rencontre avec Florence. Elle n'en revient pas d'être aimée aussi fort et aussi bien, et depuis elle passe son temps à s'émerveiller de ce qui lui arrive.

– Quand je feuillette un magazine et que je vois une bague, si j'ai le malheur de dire qu'elle est jolie, ou même si je ne fais aucun commentaire et que je la regarde avec insistance, il m'observe et fonce me l'acheter. Personne ne pourrait y croire... Quand je rêve à voix haute de mer bleu turquoise et de sable blanc, il se précipite dans une agence de voyages pour m'emmener dans une île paradisiaque. Je n'en reviens pas, je ne suis pas habituée à ce qu'on se préoccupe autant de moi...

– Vous regrettez le temps où vous étiez bien tranquille et libre de pleurer sur votre solitude, c'est ça ?

– Jamais de la vie, mais je dois vous avouer que parfois je trouve ça effrayant ce bouleversement, toute ma vie a basculé dans un immense bonheur alors que je ne m'y attendais plus.

– C'est normal, le bonheur peut faire peur quand on n'en a pas l'habitude, parce que, une fois qu'on y a goûté, il est très difficile de s'en passer et l'on ne peut se retenir de se demander combien de temps ça va durer...

– Pierre est tellement formidable ! Quand je priais pour rencontrer un homme, je n'en demandais pas tant. J'avais peur de ne rien obtenir en étant trop exigeante. Mais là, cet homme possède toutes les qualités, il est intelligent, charmant, respectueux, attentif, drôle, généreux, tendre, et fou amoureux de moi. Je crois que c'est ce qui me trouble le plus. Pourquoi moi, qu'est-ce qu'il peut bien me trouver ?

– Toutes les qualités que vous possédez et que vous ne voyez même pas tant le manque de confiance en vous vous a aveuglée.

Le bonheur est très difficile à savourer. Et souvent, ces femmes qui sont restées seules très longtemps vont dans un premier temps se méfier de celui qui va symboliser la fin de leur solitude. Parce que, au fil de ces années où personne ne les touche, elles se déprécient et finissent par avoir une image négative d'elles-mêmes. Elles ne se sentent pas « aimables » au sens propre du terme. Et parfois celui qui va venir les aimer ne sera pas immédiatement apprécié à sa juste valeur.

Parce qu'elles pensent que l'amour qu'il leur porte signifie qu'il se satisfait de peu. Que ses prétentions amoureuses sont très basses. Surtout s'il était seul lui aussi depuis longtemps.

Cette union peut être intellectualisée par certaines femmes comme la réunion de deux solitudes, vécue comme un renoncement mutuel au grand amour inexistant ou inaccessible.

Lorsque cette phase d'interrogation est accomplie, on se retrouve face à deux possibilités :

– Fuir le bonheur, de peur qu'il se sauve sans qu'on ait pu rien faire. C'est-à-dire être maître de son destin, le prendre en main et tout gâcher sous le seul prétexte d'avoir le contrôle sur sa vie.

– Regagner peu à peu l'estime de soi et la confiance qui permettent de redorer son blason. Profiter du bonheur et le faire perdurer.

C'est cette deuxième solution que Florence a choisie, et elle est de plus en plus heureuse mais toujours aussi ébahie par la rencontre tardive de son merveilleux prince charmant. Elle a cependant conservé une parcelle de jardin secret, non pas qu'elle ait quelque chose à cacher, mais elle peut désormais décider, à certains moments, d'être seule. Ils ne vivent donc pas ensemble mais se voient régulièrement pour partager leur amour.

La solitude est merveilleuse tant qu'elle ne dure pas et qu'on en fait le choix. Elle est même bénéfique quand elle n'est que ponctuelle et qu'elle ne s'inscrit pas dans le temps comme un interminable parcours du combattant.

Françoise, 58 ans
Divorcée

Françoise s'est retrouvée seule à trente-cinq ans, plaquée par un mari tombé fou amoureux de la baby-sitter. Gros problème d'organisation : retrouver une nounou, hideuse de préférence, au cas où un homme réapparaîtrait dans sa vie. Elle était effondrée au tout début de sa rupture dans laquelle elle reconnaissait sa part de responsabilité. Elle considérait alors l'acte sexuel comme inutile en dehors des désirs de procréation et n'avait jamais eu envie de prodiguer à son mari quelques douceurs en dessous de la ceinture. La sexualité n'avait eu aucune importance dans sa vie, elle trouvait ça agréable mais sans plus, ce qui signifiait plus clairement qu'elle n'avait jamais connu l'orgasme. Après avoir abordé ce sujet une seule fois avec moi, elle l'évita soigneusement par la suite.

Elle avait d'ailleurs écarté tout candidat potentiel, prenant soin de s'affubler de vêtements informes, de lunettes défigurantes, sans oublier l'intense froideur qui se dégageait de son regard et qui en aurait rebuté plus d'un.

Elle pouvait être rassurée, nul n'osait l'approcher. Elle avait fondé sa propre marque de cosmétiques et travaillait sans relâche depuis que ses enfants avaient moins besoin d'elle. Son métier c'était sa vie.

J'étais extrêmement surpris du contraste chaque fois que je devais l'examiner. Quand elle se débarrassait de son armure et que je la découvrais nue, personne n'aurait pu imaginer qu'il s'agissait de la même femme.

Elle était splendide, son corps était parfait, son grain de peau exceptionnel.

Elle était d'une beauté sidérante. Elle faisait partie de ces femmes qui ne font rien pour améliorer leur physique et qui sont touchées par la grâce.

Quand je lui disais qu'elle était très belle, elle me répondait en riant que je n'étais qu'un flatteur et que de toute façon ça n'avait aucune importance.

Elle avait tellement décidé de nier sa féminité qu'elle s'était retrouvée ménopausée sans même sans rendre compte. Un beau jour, ses règles se sont arrêtées, et c'est le seul indice qui se soit manifesté. Elle n'a jamais ressenti aucun symptôme, n'a pas pris un gramme, et pas une ride.

Je ne l'avais pas vue depuis plus d'un an. J'étais en ligne avec une patiente au moment où elle est entrée dans mon bureau et j'ai failli lâcher le téléphone.

La féminité qu'elle s'est acharnée à enfouir depuis tant d'années explose à cinquante-huit ans. Plus belle que jamais, Françoise rayonne de bonheur. Elle porte une robe aérienne qui met en valeur les courbes si précises de son corps. Elle paraît redessinée. Tandis que je termine ma conversation téléphonique en l'observant, je constate une fois encore à quel point un sourire peut métamorphoser un visage. À peine ai-je raccroché que je la questionne :

– Vous devez en avoir des choses passionnantes à me raconter.

Elle prend un air innocent.

– Que s'est-il passé dans votre vie ?

– Je suis partie dans le désert. Et quand je suis rentrée, j'ai tout vendu : ma société, mon appartement, je suis libre comme l'air...

Mon air interloqué et insistant ne lui donne pas d'autre choix que de poursuivre plus avant son récit.

– J'ai rencontré un homme là-bas.

– Dans le désert ? Vous êtes redoutable en fait. Là où vous avez dix mecs au mètre carré, vous n'en trouvez pas, et là où il y en a un tous les cent kilomètres, vous dénichez le bon. Vous êtes certaine que ce n'est pas un mirage ?

– Vous voulez savoir si je l'ai touché pour vérifier ? La réponse est oui, et plus que de raison, et lui aussi d'ailleurs.

Le rouge commence à lui monter aux joues.

– Vous avez effectivement l'air touché, dans tous les sens du terme.
– C'est magique, vous ne pouvez pas savoir...

Ce qui était encore plus « magique », c'est que l'homme en question avait vingt-cinq ans, qu'il était chamelier et qu'il ne parlait rien d'autre que l'arabe. Ils avaient de toute évidence trouvé un autre moyen de communiquer, un code plus tactile.

Personne n'aurait parié sur leur histoire. Mais l'avantage de la cinquantaine c'est que le regard des autres n'a plus le même impact sur les décisions qu'on doit prendre. Et même si certains ne cautionnent pas vos choix, vous les assumez. Le plus dur à gérer fut évidemment le jugement de ses enfants qui avaient respectivement vingt-cinq et vingt-sept ans. Mais je crois que la métamorphose de leur mère a suffi à les convaincre.

Donc, Françoise s'est remariée et a quitté la France pour rejoindre son grand amour, ce qui a déjà fait taire bon nombre de mauvaises langues qui estimaient que c'était lui qui avait fait la meilleure affaire.

Ils vivent donc là-bas, où il s'occupe de ses chameaux tandis qu'elle élève des chèvres. Ils n'ont pas l'électricité et vont chercher l'eau au puits. Contraste stupéfiant, quand elle allait chercher l'eau à Paris, c'était au bout du couloir de son magnifique appartement de trois cents mètres carrés, au pied de la tour Eiffel.

Comble du paradoxe, elle qui s'était battue comme une acharnée toute sa vie pour être à la tête de sa propre entreprise, elle l'avait vendue au plus vite sans chercher à en tirer le plus gros profit. Elle pensait qu'elle avait perdu trop de temps pour sacrifier désormais une miette de son nouveau bonheur.

Elle a pris un virage à 180 degrés et s'est lancée comme une débutante, qu'elle était d'ailleurs, dans le nouveau défi de sa vie : l'amour. Elle a tout lâché pour un homme. Elle s'est abandonnée aussi et a découvert à cinquante-huit ans qu'elle aimait faire l'amour.

Il n'est jamais trop tard pour être heureux, il n'y a pas d'âge limite.

Aucune date de péremption n'est inscrite au dos du bonheur.

Bilan physiologique

La cinquième dizaine, longtemps considérée comme l'âge critique, connaît une des grandes étapes physiologiques de la féminité : la ménopause.

Quelle est la vérité sur ce mot qui cristallise toutes les angoisses féminines et qui réussit en neuf lettres à terroriser même la plus téméraire des femmes ?

Cette phase provoque un arrêt brutal du fonctionnement des ovaires. Et alors, me direz-vous ?

Les ovaires ont un premier rôle connu de tous qui est celui d'assurer la reproduction en produisant chaque mois des ovules prêts à être fécondés, et un second, qui est de sécréter les hormones sexuelles féminines, les œstrogènes et la progestérone. C'est leur disparition rapide qui entraîne un certain nombre de symptômes.

Je vais donc établir une liste volontairement affolante des symptômes de la ménopause qui n'est pas à considérer comme une future prédiction de ce qui va se produire dans votre corps.

– Bouffées de chaleur :

Vous crevez de chaud et vous ouvrez les fenêtres. À peine assise, vous crevez de froid et vous retournez les fermer.

– Sueurs nocturnes :

Vous vous réveillez au beau milieu de la nuit trempée de la racine des cheveux à la plante des pieds. Vous tentez alors sournoisement de vous rapprocher de votre partenaire afin de terminer la nuit au sec.

– Grande fatigue :

Tout est insurmontable et épuisant avant même d'avoir levé le petit doigt.

– Diminution des capacités intellectuelles :

Vous avez beau vous concentrer, vous avez la sensation que votre cerveau est au ralenti, même si vous n'êtes pas blonde...

– Sécheresse vaginale :

Vous désirez ardemment l'homme qui tente d'entamer quelques préliminaires depuis près de trente minutes, vous sentez monter l'excitation, mais elle n'est que dans votre tête, et le mécanisme d'humidification ne se met pas en branle.

– Perte du désir sexuel :

Vous n'avez pas du tout envie de faire l'amour, ce qui solutionne le problème précédent.

– Infections urinaires :

Comme des cystites plus fréquentes, ou des sensations de brûlures permanentes.

– Prise de poids :

Vous n'avez rien changé à votre alimentation, mais vous grossissez. Après avoir changé deux fois la pile de votre balance, vous vous rendez à l'évidence, il faut cesser de monter dessus.

Attention, cela ne veut pas dire qu'une femme ressentira la totalité d'entre eux. Chaque femme est unique, à chacune sa ménopause, et même si nous n'avons pas encore le pouvoir de choisir celui qui nous dérange le moins dans la fameuse liste de symptômes, nous avons celui de les atténuer ou même de les faire disparaître totalement. 20 % des femmes ne ressentiront aucun de ces symptômes au moment de leur ménopause qui ne leur sera signifiée que par l'absence de règles.

Il semble aussi que le psychisme joue un rôle essentiel dans la façon d'appréhender cette étape. Le corps et l'esprit étant étroitement liés chez la femme, cela n'aurait rien de très surprenant. Les femmes qui ont une activité professionnelle très prenante souffrent deux fois moins de bouffées de chaleur que les femmes au foyer. Celles dont les enfants vivent encore à la maison sont également moins sujettes à ce symptôme que celles dont les enfants sont partis.

Les femmes sportives semblent aussi plus épargnées que les autres.

Les traitements

Au diable les idées reçues : « Regarde ta belle-mère tu sauras comment sera ta femme... »

C'était sans doute probable à une époque, mais pas à la nôtre. Nos grands-mères grossissaient parce qu'elles n'avaient pas de traitement pour pallier cette chute d'hormones.

À force d'entendre tout et son contraire, au rythme des incertitudes médicales, de toutes les campagnes médiatiques contradictoires, dans toutes ces divergences entre pays, la femme est devenue une victime et en pâtit.

Si le temps des traitements systématiques hormonaux est fini, ils ne doivent pas pour autant être obligatoirement remplacés par l'absence de traitement. En 2004, après les résultats des études sur le THS (Traitement Hormonal Substitutif), une femme sur trois a arrêté son traitement sur les conseils de son médecin ou de sa propre initiative. Mais devant l'importance des symptômes gênants, les trois quarts d'entre elles l'ont repris, avec en tête une angoisse permanente d'être menacées à terme par un cancer.

La décision du choix du traitement hormonal substitutif doit tenir compte de l'histoire médicale et familiale de chaque femme mais aussi de ses habitudes de vie : tabac, absence de sport, alimentation déséquilibrée.

En dehors des facteurs clairs de contre-indications absolues (antécédents personnels de cancers immuno-dépendants, accidents thrombo-emboliques veineux ou artériels récents ou en évolution, affections hépatiques aiguës ou chroniques, hémorragie génitale sans diagnostic établi), le traitement peut être envisagé à la dose minimale efficace et pour une durée limitée, entre cinq et dix ans. Ce qui n'est pas si mal, compte tenu du fait qu'après dix ans les besoins sont beaucoup moins importants et que l'on peut alors prendre le relais avec des traitements naturels, à base de plantes, toujours associés aux sels minéraux, calcium et vitamines.

Et pourtant, beaucoup de médecins hommes aujourd'hui sont bornés, bloqués, et disent à leurs patientes « arrêtez tout ». C'est une totale aberration. C'est une attitude de mâle égoïste qui n'a rien compris aux femmes. Ils auraient le quart des bouffées de chaleur de leurs patientes qu'ils se seraient déjà fait hospitaliser.

Le rapport bénéfice-risque doit être réévalué au moins une fois par an. Le seul bémol que révèlent les études sur le traitement hormonal de substitution, à base d'une combinaison d'œstrogènes et de progestatifs, c'est qu'il augmente dans certains cas le risque de cancer du sein. Mais on a tendance à oublier, en ne délivrant que cette seule information, qu'il présente des intérêts non négligeables, à la fois immédiats et à long terme. Dans un premier temps, il soulage des symptômes liés à la ménopause. Il permet de voir disparaître les bouffées de chaleur, d'avoir une peau moins fine et mieux hydratée. Il a un effet bénéfique sur l'humeur et les troubles du sommeil et sur la fatigue qui en résulte. Sous l'action des œstrogènes, la muqueuse vaginale s'épaissit et redevient moins fragile. Il soulage des douleurs musculaires et articulaires. Il tente de compenser toutes les déficiences liées au dysfonctionnement des ovaires. Et dans un deuxième temps ce traitement exerce une protection sur la fragilisation excessive des os (ostéoporose) en empêchant la diminution du tissu osseux. Il pourrait également retarder l'apparition de la maladie d'Alzheimer du fait de son action protectrice sur les cellules nerveuses, et il réduit de moitié le taux de mortalité prématurée.

Ce qu'on ne dit jamais assez, c'est que le seul fait d'avoir un traitement oblige la patiente à consulter chaque année son médecin qui pourra ainsi prescrire un grand nombre d'examens, ce qui reste la meilleure prévention. Alors qu'une femme sans traitement aura plutôt tendance à ne pas consulter, ce qui est infiniment plus grave parce qu'elle perd donc tous les bénéfices de cette prévention, à la base de la médecine d'aujourd'hui.

Un des avantages de ce THS est de décider ou non d'avoir des règles. Coquetterie physiologiquement inutile, me direz-vous. Sauf que, pour certaines, l'effet provoqué sera d'un immense bienfait psychologique.

Mais il est vrai qu'il faut également privilégier tant que possible les traitements naturels, comme les comprimés de soja. Cet aliment largement consommé dans les pays asiatiques connaît un essor grandissant en Occident grâce à ses vertus bénéfiques. Il est riche en protéines et pauvre en cholestérol, il contient des isoflavones qui ont des propriétés inoxydantes et une structure semblable aux œstrogènes et qui, bien que décriés il y a deux ans par certains, sont aujourd'hui largement utilisés. D'ailleurs, les femmes japonaises sont moins de 20 % à se plaindre de bouffées de chaleur au moment de la ménopause.

Chirurgie esthétique

Pour les femmes qui ont toujours vécu en s'appuyant sur leur physique et sur la séduction, utilisés comme des armes, les premiers signes de vieillissement deviennent l'un des événements les plus dramatiques de leur vie. Certaines vont se lancer dans une course à l'esthétique qui, de lifting en liposuccion, les mène à ressembler non pas à des femmes plus jeunes, mais à des femmes trop refaites qui n'inspirent que de la compassion.

Leur déséquilibre se lit sur leur visage trop tiré. Au lieu de masquer leur âge, elles exhibent leur peur de vieillir. Et comme elles n'ont plus d'âge, on a tendance à leur donner plus de bonus vieillesse. Elles ont tout faux, sur toute la ligne, mais elles ne sont pas seules responsables de ce gâchis. Quel médecin peut-il accepter de s'acharner à ce point sur la détresse ? Ceux-là ne devraient pas brandir l'étendard du docteur, de celui qui soigne, mais plus clairement celui de commerçant qui doit vendre sa marchandise.

La chirurgie esthétique apporte beaucoup de satisfaction à condition qu'elle soit exercée par de très bons chirurgiens qui savent être de véritables magiciens de la beauté, à condition aussi qu'elle reste occasionnelle.

Elle a pour but d'embellir, de gommer certaines marques du temps. Elle n'a aucun pouvoir sur les névroses obsessionnelles ni sur les éternelles insatisfaites. C'est là qu'elle peut devenir dangereuse.

Isabelle G., 52 ans
Divorcée, 2 enfants

« Comment redoubler de féminité au fil des années » : cette femme illustre parfaitement cette phrase. Si on la détaille, elle n'est pas particulièrement belle, mais elle possède un charme magistral et une assurance qui en renverseraient plus d'un.

– Vous avez encore rajeuni !
– Ne prenez pas cet air suspicieux, je vous défie de me regarder à la loupe, je suis 100 % naturelle !
– Quoi qu'il en soit, c'est très réussi...
– Merci de cette confiance ! Vous me prenez pour une menteuse en fait ?
– Je vous prends pour une femme, c'est tout ! Et les femmes savent très bien mentir.
– Quel macho ! Les hommes ne mentent jamais peut-être ?
– Bien sûr que si, les hommes mentent, peut-être même plus souvent que les femmes, mais beaucoup moins bien !
– À propos, il faut que je vous avoue quelque chose...
– Vous voyez, ça commence.
– Alors j'arrête.

– Mais non vous savez que j'adore les confidences.

– Donc je me lance. Après avoir été des années à clamer sur tous les toits que je n'étais pas attirée par les hommes plus jeunes que moi, que je ne ferais jamais partie de ces femmes qui, dépitées de vieillir, n'ont plus qu'une idée en tête, se taper des petits jeunes, j'annonce que je viens de me renier !

– En tout cas, ça vous fait du bien. Et puis, c'est le genre de phrases qu'on prononce jusqu'à trente, trente-cinq ans, mais, avec l'âge, j'ai bien compris qu'il ne faut jurer de rien. C'est ça l'ouverture d'esprit. La tolérance !

– Le pire, c'est qu'il croit que j'ai quarante et un ans...

– On n'est pas à dix ans près de toute façon, et à part le fait qu'il sera toujours dans l'erreur au moment de déposer les bougies sur votre gâteau d'anniversaire, ça n'a aucune importance. En plus, vous paraissez plus jeune qu'il y a dix ans.

– Pourvu que ça dure...

– Et lui, quel âge a-t-il vraiment ?

– Trente-cinq... Donc à ses yeux je n'ai que six ans de plus que lui... C'est moins effrayant que la vérité.

– Et il est aveugle de naissance ?

Pendant quelques brèves secondes, Isabelle me déteste. Mais l'assurance inébranlable qui l'anime en général lui évite de perdre la face :

– N'essayez pas de vous faire passer pour un goujat, avec moi, ça ne marchera pas ! Je vous connais depuis trop longtemps.

– Au fait, vous êtes venue pour avouer vos péchés ou pour que je vous examine ?

Elle se précipite derrière le paravent en riant. Quelques minutes plus tard, elle me fait savoir qu'elle est prête. Elle est allongée les bras délicatement croisés pour cacher ses seins, réflexe courant chez bon nombre de femmes dénudées dans un cabinet médical. Elles ont une plus grande pudeur vis-à-vis leurs seins, véritable symbole de féminité, que vis-à-vis de leur bas-ventre. Quand elle les dévoile afin que je l'ausculte, elle peut lire dans mes yeux une lueur d'amusement :

– Ne me regardez pas avec cet air dubitatif, je n'avais pas l'intention de vous cacher que je les ai refaits.

– Même si vous l'aviez voulu, vous n'auriez pas pu. Et d'avis de spécialiste, je peux vous dire que vos seins sont magnifiques.

Elle sourit. Mais bien au-delà de l'esthétisme de sa poitrine, ce qui rendait cette femme très belle c'est qu'elle se sentait bien dans sa peau. Elle avait fait ce qui lui semblait bien afin que son corps reste en harmonie avec son mental. Elle se sentait plus féminine en rectifiant certains détails que l'âge avait accentués.

L'estime de soi à dose raisonnable est un atout considérable dans l'art de séduire. Qu'elle soit renforcée par ce que la médecine esthétique peut apporter n'enlève rien à son efficacité. Au contraire.

Irina F., 62 ans

Cette femme est d'un égoïsme forcené. Elle ne s'intéresse qu'à elle-même, ne parle que d'elle et ignore le reste de la planète. Chaque fois qu'elle pénètre dans mon cabinet, elle dit à peine bonjour aux secrétaires et à mon assistante, n'esquisse jamais un sourire et n'accepte pas de répéter son nom. Elle refuse de patienter en salle d'attente, qu'elle juge trop populaire à son goût, d'autant qu'elle déteste la promiscuité avec des inconnus.

Quand elle a rendez-vous, je sais que je vais devoir m'armer de patience afin de supporter sa suffisance et ses autosatisfactions permanentes. Et pourtant je suis un des rares pour qui elle a de la considération, surtout depuis qu'elle m'a vu dans la presse et dans de nombreuses émissions de télévision. Mon capital sympathie a terriblement augmenté depuis ce jour et elle ne rate aucune de mes prestations.

Je ne l'ai pas vue depuis plus d'un an et je suis sous le choc quand je la vois entrer. Si j'avais été vétérinaire, je n'aurais pas été aussi surpris de me retrouver face à la Vache qui rit... Les boucles d'oreilles en moins. J'en ai connu des femmes liftées et j'en vois défiler des sacrément tirées, mais à ce point, on dirait une publicité pour les abus de la chirurgie esthétique.

Afin d'être en parfaite harmonie avec cette discrète opération, elle a chaussé de trop hautes et très vernies bottes blanches dans lesquelles chaque pas semble être une victoire sur les lois de la gravité. Ces échasses sont assorties à une minuscule minijupe dans le même cuir, très sobrement blanche également, et tellement serrée que je redoute l'instant où elle va devoir se démouler de cet attirail.

Ses deux énormes prothèses mammaires sont recouvertes d'un minuscule tissu de soie à fines bretelles.

Le chic et la sobriété ont été bannis de sa garde-robe depuis la disparition de ses premières rides.

Elle aurait voulu se venger de son mari, elle n'aurait rien eu à faire d'autre que de se contenter de s'afficher à ses côtés en public. Elle dit souvent qu'il ne la regarde plus mais il faut avouer qu'avec cette opération de trop il risque la crise cardiaque si son regard se pose sur elle par hasard au détour d'un couloir en pleine nuit. Même les plus grands films d'épouvante n'ont pas de personnage aussi effrayant.

Ne sachant pas comment réagir face à cette métamorphose, je feins de ne rien remarquer.

– Ça fait plaisir de vous voir. Vous avez l'air en forme (de Vache qui rit, bien sûr) !

– Merci, je dois reconnaître qu'en ce moment tous les regards se posent sur moi ; ça en devient gênant. Il faut dire que les hommes ont un sexe à la place du cerveau... Dès qu'une femme montre ses jambes, même si elle a des poteaux, ils sont comme des fous, on dirait des bêtes en rut. Pardonnez-moi, docteur, je ne parle pas de vous...

Je me contente de sourire et j'y arrive parce que, grâce à mon métier et après des années d'entraînement, on apprend à ne jamais avoir l'air surpris de rien.

– J'ai conscience d'attiser la jalousie des femmes de mon âge mais elles sont tellement mémères qu'elles ne devraient pas s'étonner que leurs maris prennent des maîtresses plus jeunes. La majorité de mes amies m'envisagent comme une rivale potentielle sous prétexte que je suis très féminine et qu'une grande sensualité se dégage de moi, depuis toujours d'ailleurs. Moi je leur dis secouez-vous, au lieu de vous lamenter sur votre sort. Prenez soin de vous et les hommes seront comme des fous.

Je ne l'écoute plus depuis quelques secondes, mais le mot « fous » vient de me ramener à la réalité. Ce monde est bel et bien fou, et elle y a admirablement trouvé place. Comment le chirurgien qui l'a opérée a-t-il accepté pareil arrangement ? Recycle-t-il les excès de peau pour avoir autant exagéré ?

Elle sent à mon regard qu'il est temps de se diriger derrière le paravent – non pas pour se cacher à tout jamais, ce qui aurait pu être une excellente solution, mais pour se dévêtir. Allais-je découvrir que son nombril avait pris la place de son sternum ? Le suspens reste entier et, d'expérience, je sais que la magie de la chirurgie esthétique sait parfois me réserver des surprises mémorables.

Quand c'est à mon tour d'entrer en scène, je découvre une femme entièrement refaite. Elle n'a toujours pas fini de se déshabiller et elle en est ravie. S'exhiber debout face à moi, continuer de s'effeuiller devant un spectateur mâle donne du sens à son existence. À quoi sert-il d'avoir autant investi dans son physique si ce n'est pour être admirée ? Si elle avait appliqué à la lettre le fameux dicton qui prétend qu'il faut souffrir pour être belle, elle devait s'estimer sublimissime alors...

Mais moi, je ne vois qu'une femme d'âge mûr qui a décidé de lutter contre son ennemi juré : le temps. Elle s'acharne tellement qu'elle s'autodétruit. Elle doit pourtant savoir qu'à ce petit jeu-là, elle ne gagnera jamais.

Quand elle s'allonge sur la table d'examen, je braque alors ma lampe sur la zone de son corps qui m'intéresse, et je suis assailli par une vision surréaliste. Le panorama de son entrecuisse me confirme qu'elle n'a omis aucun détail pour paraître plus jeune. Là encore la chirurgie esthétique n'a pas de limites. Je suis face à ma première vulvoplastie.

Je ne sais pas si elle attend de moi un cri admiratif, mais celui que je pourrais émettre à cet instant serait un cri d'effroi. Rester muet me paraît plus prudent.

Jusqu'où ira-t-elle ? Si la folie de ce monde le lui permettait, elle irait certainement postuler pour que les dons d'organes s'appliquent également aux personnes en bonne santé qui ont tout naturellement envie d'échanger un cerveau de soixante ans contre un de vingt.

Nadia L., 50 ans
Mariée, 1 enfant

Elle a été danseuse professionnelle, et même si elle est d'une extrême discrétion, la grâce qui l'anime et son port de tête altier suffisent à trahir sa gloire passée. Sa façon de se déplacer est une chorégraphie à elle seule.

Son corps conserve les réminiscences de ses entraînements intensifs, et elle a la chance d'être encore très joliment musclée.

– J'ai pris une grande décision : je veux me faire refaire les seins.

– Chaque printemps, ça vous reprend...

– Évidemment, l'hiver j'y pense moins sous mes cols roulés, mais quand les beaux jours approchent, je rêve de pouvoir mettre des petits hauts à bretelles sans soutien-gorge, d'avoir un magnifique décolleté plongeant sous une petite robe, d'avoir un maillot de bain triangle qui reposerait comme un simple accessoire décoratif sur mes seins galbés...

– Si ça vous pose un vrai problème, pourquoi pas, je peux vous conseiller quelqu'un si vous voulez.

– Avec plaisir, parce que celui que je suis allée voir l'année dernière, conseillée par une copine, il m'a foutu le cafard pendant les six mois qui ont suivi... D'abord, quand on entre dans son cabinet, on sait où l'on est parce que ses assistantes sont des échantillons de ses prestations. C'est impressionnant ! Elles sont toutes sublimes, mais tellement parfaites qu'on les croirait fausses.

– C'est la jalousie qui vous fait parler...

– Sans doute, mais ça commence déjà très mal, parce que, à peine assise, on se sent encore plus moche qu'avant d'avoir pris rendez-vous. Mais le pire, c'est que, lorsque je suis entrée dans son bureau, il m'a dévisagée comme on observe une photo dans un magazine, et il a prononcé cette phrase qui m'a torpillée : « Ne dites rien, j'aime deviner pourquoi les femmes viennent me voir... » Il a alors repris son air de psychopathe et a ajouté : « Les paupières, vous êtes venue pour les paupières ! »...

Je ne peux me retenir d'éclater de rire.

– Ce n'est pas marrant du tout. Je viens parce que je suis complexée à cause de mes seins et il me trouve un défaut que je ne m'étais pas encore découvert, ce salopard. Après être allée le voir, j'ai passé des jours et des jours devant ma glace à me remonter les paupières pour vérifier son diagnostic... En plus il avait raison, ce crétin !

– C'est rien du tout les paupières, à part que vous ressemblez à un panda pendant dix jours...

– Vous n'allez pas vous y mettre, vous aussi ! Parce que si vous voulez qu'on s'amuse au jeu du « qu'est-ce qu'il y a à refaire chez l'autre »...

– Vous sous-entendez que je ne suis pas la perfection incarnée ?

Elle sent qu'elle s'est emportée. Elle se calme et reprend :

– Je blague, mais l'avantage c'est que moi avec les gros seins que je vais m'offrir, je vais détourner le regard des hommes, et plus personne ne me regardera dans les yeux, donc on verra moins mes rides... C'est tout bénèf.

– Et votre jules, il est d'accord ?

– Pas trop, lui il dit qu'il m'aime comme je suis, qu'il préfère les petits seins, qu'ils sont très beaux comme ça et qu'ils ne tombent pas du tout. C'est là qu'on réalise à quel point l'amour rend aveugle...

– Plaignez-vous ! Mais si je peux me permettre de donner mon avis sur la question, je crois qu'avant de prendre une décision définitive il faudrait vous assurer que ça ne lui pose pas un réel problème.

– Mais si c'est moi qui paie, il n'a pas son mot à dire !

– Méfiez-vous parce que s'il est formellement contre, votre vie sexuelle peut en être affectée.

– Pensez-vous, il aura l'impression d'avoir une nouvelle femme dans son lit !

– Et peut-être qu'il n'en veut justement pas de celle-là, parce qu'il est vraiment bien avec l'autre, vous savez, celle aux jolis petits seins...

Elle semble séduite par mon argumentation, quand tout à coup elle repart en trombe en direction du bloc opératoire :

– Et alors comment expliquer qu'il a les yeux d'un personnage de dessin animé de Tex Avery quand il croise une femme à la poitrine généreuse ?

– Ça s'appelle un réflexe naturel. L'œil est attiré par les reliefs. Ça ne veut pas dire pour autant qu'il préfère les gros seins.

– Vous m'avez convaincue : je vais lui en donner du relief, moi, et ce ne sera pas les Vosges, mais plutôt l'Everest, croyez-moi !

Il faut être vigilant et ne pas prendre de décisions hâtives concernant certaines interventions esthétiques. Quand on vit en couple, et qu'on ne le regrette pas, il faut s'assurer que son conjoint est disposé lui aussi à subir l'intervention. Est-il prêt à s'endormir avec une femme aux seins généreux quand depuis vingt ans, il dort avec un petit 85B ? C'est un changement radical dans la sexualité du couple.

D'ailleurs rares sont les hommes qui poussent leur femme à subir cette métamorphose.

Les plus jaloux d'entre eux vont jusqu'à guetter les regards insistants sur le nouveau décolleté de leur femme.

Et je suis bien placé pour savoir que les femmes qui ont un profond désir de se faire refaire les seins n'hésitent pas à les mettre en valeur, et parfois exagérément, une fois leur rêve accompli. Ce qui peut provoquer bon nombre de scènes de ménage.

Certains hommes qui s'opposaient à la décision de leur femme peuvent en arriver à ne plus éprouver de désir pour elle tant ils sont traumatisés par cette poitrine qu'ils estiment factice. Quand ils ne sont pas dans l'appréhension de faire mal, étape qui dure parfois très longtemps, ils prétendent qu'ils ne retrouvent pas les sensations tactiles éprouvées auparavant. La dimension psychologique prend souvent le pas sur la réalité.

Mais il faut néanmoins savoir que les prothèses mammaires d'aujourd'hui n'ont plus rien à voir avec celles d'il y a dix ans.

Sexualité

Entamer la deuxième moitié de sa vie mène à un sentiment d'urgence qui peut s'exprimer à travers une véritable voracité sexuelle.

Je connais des femmes qui ont connu leur premier orgasme à cinquante ans.

Prendre soin de son corps de peur qu'il nous lâche permet de s'y recentrer et de s'autoriser à s'abandonner au plaisir. C'est pourquoi beaucoup de femmes de cet âge choisissent des hommes plus jeunes. Elles cherchent le partenaire idéal qui va tirer leur libido vers le haut. Et je rencontre un nombre impressionnant de femmes qui, vers cinquante ans, ont des partenaires sexuels beaucoup plus jeunes qu'elles. Elles n'ont aucun mal à les convaincre. Pour un homme de trente ans, une femme de cinquante est rassurante. L'angoisse inconsciente, mais toujours latente d'une éventuelle procréation au détour d'une partie de jambes en l'air disparaît intégralement. Une femme plus âgée tranquillise du fait de ne plus être féconde mais aussi parce que, avec l'âge, elles sont moins enclines aux scènes et aux crises d'hystérie. Pour certains hommes qui sont de grands enfants et qui ne sont pas attachés à l'urgence de la paternité, les femmes mûres sont de formidables maîtresses.

Faire l'amour atténue la peur de vieillir et maintient dans une sensation de jeunesse éternelle.

Si au contraire certains hommes entrent dans l'ère des premières pannes sexuelles et commencent à avoir une libido de moins en moins forte, les femmes se retrouvent dans le schéma inverse. Et si moins on fait l'amour, moins on a envie de faire l'amour, le contraire est tout à fait juste également.

On peut donc observer des femmes qui n'ont jamais trompé leur mari devenir de parfaites infidèles. Parce que si l'homme ne répond plus à la demande, l'angoisse de ne plus pouvoir en profiter encore dans dix ou vingt ans fait basculer dans l'infidélité sans culpabilité, ou presque.

Profiter de pouvoir faire l'amour, tant que j'en ai encore envie et que des hommes qui ont encore envie de moi existent, est un leitmotiv bien légitime. Nul ne peut le contester, excepté les partenaires qui ont déjà baissé les bras...

À la cinquantaine, on assiste à une véritable évolution de sa propre sexualité. C'est le temps des expériences inédites, des pratiques inexplorées, des tabous effondrés. Le « maintenant ou jamais » pousse toutes ces femmes à une libération sexuelle totale. Les partenaires qui décident de ne pas suivre sont naturellement écartés du programme.

Les couples qui restent complices dans ce nouveau départ découvrent une nouvelle vague de sensations. Tout oublier de l'autre pour mieux se redécouvrir.

Faire l'amour est le meilleur élixir de jouvence. Il présente un nombre d'avantages considérables sans aucune contre-indication.

Pour les célibataires, il ne reste qu'à trouver le partenaire adapté, et c'est parfois l'étape qui peut se révéler la plus fastidieuse.

Si on s'était déjà posé la question de savoir où sont passés les hommes, les vrais, au moment où les femmes célibataires se sentent prêtes à construire et à fonder une famille, on est en droit de s'interroger à nouveau à leur sujet au moment où la femme subit une nouvelle fois le harcèlement de son horloge biologique, ce fameux tic-tac qui vient sonner le glas de la fin de la jeunesse éternelle. C'est une période de la vie d'une femme où le besoin de se sentir soutenue psychologiquement est très intense. Elle est très en demande et a besoin du regard de son compagnon, de sentir qu'il a toujours envie d'elle et qu'il ne regrette pas un modèle plus récent.

C'est le moment où la femme guette chez l'homme un renouvellement d'engagement. « Oui, tu m'as épousée, oui, tu m'as fait des enfants, et maintenant que leurs chambres sont vides et que nous nous retrouvons en tête à tête, es-tu prêt à t'engager à vieillir à mes côtés ? »

Parce que si tout se déroule sans embûches, de façon logique, le temps qu'il reste à vivre en couple est au moins équivalent au temps déjà écoulé. Si ce n'est plus, pour les deuxième ou troisième unions. On se marie à vingt-cinq, trente ans, vingt-cinq ans plus tard on en a cinquante, et aujourd'hui on ne meurt pas avant quatre-vingt-cinq ans. C'est pourquoi on est en droit de penser que nos arrière-grands-parents n'avaient aucun mérite de s'aimer ou de se supporter jusqu'à la fin de leurs jours. La mort se chargeait de les emporter un peu plus tôt ; certains de nos contemporains considéreraient leur courte espérance de vie comme un des avantages de leur génération...

Savoir réaménager le temps qui reste pour mieux le savourer est un travail minutieux. Mais pour cela il faut d'abord être deux à le vouloir.

Et malheureusement, force est de constater que, si la peur de l'engagement a taraudé plus d'un homme, la peur de vieillir n'enchante pas plus les troupes.

Chez certaines femmes, la crainte de grossesse non désirée n'a plus lieu d'être et les libère ainsi totalement d'une retenue inconsciente pendant l'acte sexuel.

Le lien entre procréation et désir sexuel a longtemps laissé croire qu'une femme qui ne peut plus enfanter n'avait plus de désirs sexuels. Heureusement, aujourd'hui nous savons qu'il s'agit de deux pôles bien distincts malgré les antiques croyances. Certaines femmes ont sans doute apporté de l'eau au moulin de ces préjugés, saisissant l'occasion pour mettre un terme à des rapports sexuels vécus comme un devoir d'épouse docile. Le prétexte de l'âge les exonérait de questionnement. Elles vivaient donc la ménopause comme une libération : plus de règles, plus de sexe !

Ce n'est pas l'âge qui entraîne la cessation de la vie sexuelle mais bien d'autres facteurs qu'il est facile d'identifier. Si un couple a une formidable entente sexuelle, elle ne va pas cesser au fil des années. De même une femme ayant inclus le sexe comme un des éléments importants de sa vie ne le supprimera pas sous prétexte d'avoir dépassé l'âge. En tout cas pas à la cinquantaine. Toutefois, si des troubles du désir apparaissent au moment de la ménopause, il faut d'abord faire le tri entre les différentes causes possibles. S'il s'agit d'un problème hormonal, il existe des solutions adaptées à chaque cas. Mais il ne faut pas oublier que le désir féminin est très complexe et plurifactoriel.

Le désir reste le grand responsable de la réussite et de la longévité des histoires d'amour et le principal coupable de leurs échecs. Impossible à matérialiser, insaisissable et capricieux, il est difficile de le commander. Quand il n'apparaît plus, il est peut-être déjà trop tard.

Il est le ciment du couple.

La seule façon de le contrôler, c'est de l'entretenir. D'en prendre soin comme un bien précieux, d'être toujours à son écoute, de s'inquiéter de ses silences et de ses malaises pour pouvoir intervenir à temps.

Ne jamais lui laisser l'occasion de s'endormir de peur qu'il ne s'éveille jamais plus. Le détourner de son pire ennemi qui l'hypnotise et l'engourdit : la routine.

Et si la vie se charge de poser des obstacles et des drames en cours de route, si parfois elle tarde à apporter des moments heureux, il faut les fabriquer.

Le grand allié du désir, c'est l'imagination. Non pas que la vie de couple doive être un perpétuel carnaval, mais elle doit inventer des subterfuges pour désamorcer des périodes trop linéaires. Secouer son couple pour faire monter le désir.

Tant qu'il est là, il est source intarissable d'occupation commune aux deux. On ne se sent jamais autant vivant que lorsqu'on désire quelqu'un, qui nous désire à son tour, et que ce désir se concrétise en passage à l'acte et mène au plaisir.

Ne pas perdre le fil de la communication, afin de ne pas se retrouver comme deux inconnus.

Sophie K., 54 ans
Mariée, 1 enfant

Elle entre armée d'un sourire communicatif. Elle a coupé ses cheveux, raccourci ses jupes et rehaussé la hauteur de ses talons. Maquillée discrètement mais efficacement, Sophie paraît dix ans de moins que la dernière fois que je l'ai vue. Elle sourit tellement qu'on la soupçonne d'être au bord du fou rire en permanence. Elle qui a toujours été d'une beauté discrète, pour ne pas dire invisible, rayonne comme jamais.

– C'est quoi votre secret pour vous être autant métamorphosée ? Si vous vendez le brevet, vous allez devenir richissime...

– Je crois que je suis ménopausée !

– Si c'est juste ça, permettez-moi de prendre quelques clichés de vous et de les afficher en salle d'attente. Ça redonnera de l'espoir à plus d'une femme terrorisée par ce mot. En tout cas, ça vous va bien, Vous êtes magnifique !

– J'en suis ravie ! Fini les galères de règles, me voilà libérée, et en plus je ne me suis rendu compte de rien. Je n'ai pas pris un gramme, pas eu plus de bouffées de chaleur que ça. Une étape invisible en quelque sorte.

– Et vous attendez quoi de moi, à part que j'applaudisse ?

– Tout n'est pas si merveilleux au pays de Sophie... Mon problème c'est mon mari...

– S'il n'y a que ça, changez-en, à mon avis vous n'allez pas avoir de mal à lui trouver un remplaçant...

– Je crois qu'il a une sérieuse baisse de libido et on est en total décalage. Il prétend que je suis devenue insatiable et qu'il n'est pas une machine ! Mais je n'y peux rien, j'ai tout le temps envie, n'importe où, n'importe quand !

– Pas avec n'importe qui quand même ?

– Je crois que j'en serais capable. Je me surprends à avoir des pensées érotiques à tout bout de champ. Je me surprends à fantasmer sur le marchand de légumes, sur le livreur de pizzas... Enfin bref, tout m'excite !

Je commence à prendre du recul dans mon fauteuil.

– Non, mais rassurez-vous, pas avec vous quand même !

Dois-je recueillir ce cri du cœur comme un compliment ? Je n'en suis pas certain, je préfère ne pas demander de précision afin de ne pas m'éloigner du but de sa visite.

Elle s'esclaffe et continue :

– Non pas que vous ne pourriez pas me plaire, mais avec vous c'est autre chose, vous savez bien !

Non, je ne sais pas ce que signifie « autre chose ». Et c'est certainement mieux ainsi. Les femmes ont parfois l'art de vous dire tout et son contraire dans la même phrase.

Et moi je suis censé décrypter à longueur de journée le fond de leurs pensées.

Elle poursuit sa conversation sans se faire prier :

– Donc, il me reste deux solutions : soit vous me prescrivez un truc qui apaise, mais ça ne m'emballe pas parce que je ne me suis jamais sentie aussi bien, légère et sans limites, soit vous lui prescrivez un truc qui l'excite !

– Attendez, calmez-vous et reprenons tout à zéro. Vous voulez me faire croire que vous ne trompez pas votre mari en ce moment ?

– Pourquoi me dites-vous ça ? J'ai juste besoin de gérer mon trop-plein d'énergie.

– Le sport pourrait vous aider ?

– Mais j'en fais, je n'arrête pas, d'ailleurs j'ai un coach : footing tous les matins, gymnastique deux fois par semaine et natation trois fois...

– Arrêtez tout, vous m'épuisez !

– Ah ! vous voyez, vous aussi...

Elle se tait trois secondes et poursuit :

– Je crois que vous avez raison, je vais prendre un amant...

Elle me fixe intensément et ne prononce plus aucun mot.

– Pourquoi me regardez-vous ainsi, vous attendez mon autorisation ?

Elle affiche un sourire coquin qui en dit long.

– Vous vous moquez de moi, parce que je sais que c'est déjà chose faite, alors avouez au moins !

– Comment vous faites pour toujours tout deviner ?

– Je suis spécialiste des mystères féminins...

Elle est ébahie :

– Ne me dites pas que vous voyez à l'auscultation si j'ai changé de partenaire ou si j'en ai plusieurs ?

– Mais non ! Sauf cas hors norme, ce n'est pas du tout ça. Mais je vous connais depuis dix ans, je vous observe et subitement je vous sens différente, insouciante, métamorphosée. Et je ne connais qu'une chose qui provoque ce bouleversement chez la femme : l'homme !

Elle se met à rire si bruyamment que j'ai peur qu'elle réveille les patientes de la salle d'attente.

– Je peux vous poser une question indiscrète ?

– Bien sûr, je n'ai aucun secret pour vous depuis le temps.

– Votre amant, il ne serait pas coach de sport, à tout hasard ?

– Ça y est, Madame Soleil a pris possession de votre corps, vous êtes devenu voyant !

– Et vous totalement transparente. Faites attention...
– À quoi ?
– À rester discrète, si vous voulez garder votre mari encore quelques années.
– Bien sûr que je veux le garder, je l'aime !
– Alors, faites moins de sport !
– Je ne peux pas, le coach, c'est lui qui me l'a offert, c'était mon cadeau d'anniversaire !
– À mon avis, il n'avait pas prévu un service après-vente aussi dévoué !

Ne pas oublier de vérifier que ma femme soit inscrite dans une salle de sport bondée d'adhérents.

Le problème de la cinquantaine, c'est que les femmes ont une libido très forte alors que les hommes commencent à être épuisés par la vie. Ils n'ont donc pas particulièrement envie de faire l'amour, ou très exceptionnellement. En tout cas, ils sont rarement en demande.

Je vois beaucoup de mes patientes qui se plaignent de la somnolence sexuelle de leur mari. Quand il ne s'agit que de baisse de désir, il faut tenter de le réveiller. Mais c'est l'âge où les hommes connaissent leurs premières pannes sexuelles. Et face à ces bugs, certains préfèrent ne pas réitérer l'expérience plutôt que de se retrouver face à un nouvel échec. Ceux-là deviennent des adeptes du « No sex ». Ils préfèrent garder le souvenir de leur virilité passée plutôt que d'être déstabilisés par leurs limites du présent.

Laurence, 54 ans
Mariée

Quand elle est venue me voir, il y a six mois, elle était complètement déprimée parce qu'elle ne ressentait plus de désir pour son mari, ni pour personne d'autre d'ailleurs.

Cet état ne lui ressemblait pas et elle était très inquiète à l'idée d'avoir enterré à tout jamais sa libido. Cette femme d'une grande féminité ne pouvait se résoudre à mettre un terme définitif à sa vie sexuelle si tôt et elle avait raison. Elle n'avait pas renoncé pour autant, se forçait chaque fois que son mari la désirait, et finissait par vivre ces moments comme une intrusion dans son intimité.

Aujourd'hui, elle paraît rajeunie et comblée. Je sais déjà qu'elle a retrouvé le désir et le plaisir qui va avec.

– Le traitement que je vous ai prescrit vous a fait du bien, il semblerait.

– À moi oui, mais à mon mari moins.

– Il ne lui était pas directement destiné, m'inquiété-je...

– Rassurez-vous, je ne lui ai rien fait avaler. Mais Bruno est étrange ces derniers temps. Son comportement n'est plus le même envers moi.

– Vous le sentez lointain ?

– Non, mais il est insaisissable. Lui qui me reprochait de ne plus avoir envie de faire l'amour, il semble perturbé depuis que mon désir est revenu. Il devrait pourtant être heureux, je lui saute dessus régulièrement alors qu'avant j'attendais que ce soit lui qui donne le signal...

Je connais bien son mari, pour l'avoir vu à chacun de ses accouchements. Et d'après mes souvenirs, ce personnage fort sympathique n'en est pas moins un sacré macho. Il fait partie de ceux qui dirigent et qui décident, de ceux qui pensent que chacun a un rôle à jouer, et qu'il serait contre nature de vouloir changer l'ordre des choses.

En y réfléchissant, je réalise que le problème vient sans doute de là.

– Si votre comportement sexuel change, il doit être un peu dérouté, votre Bruno. Vous fichez le chantier dans les repères de votre couple. Vous dites que d'habitude c'est lui qui démarre les hostilités, mais si aujourd'hui c'est vous, vous l'ébranlez dans son statut de mâle dominant. Attention à ne pas inverser les rôles...

– Il faudrait savoir, on dit que les femmes sont compliquées, mais je crois que les hommes sont pires...

– Et comme on dit que les femmes sont bavardes, pour une fois, ne vous privez pas d'une bonne conversation, mais pas entre la poire et le fromage. Choisissez le moment idéal.

– Je ne suis pas certaine qu'il existe.

– Alors inventez-le. Et ne prenez pas cet air de victime. Ça ne vous va pas du tout !

« Parlez-en tous les deux. Il doit se poser des questions, il faut que vous y répondiez. Il s'imagine peut-être que si vous êtes devenue aussi entreprenante avec lui, vous pourriez l'être avec d'autres...

– C'est vrai qu'en ce moment il est jaloux comme un pou. Non seulement vous êtes spécialiste des questions féminines mais aussi des interrogations masculines...

L'un ne va pas sans l'autre, et l'un dans l'autre c'est mieux ainsi...

Dans ses jeunes années, l'homme est généralement l'instigateur des ébats amoureux. Progressivement, avec l'âge, le caractère impérieux et quasi réflexe de ses désirs va s'amoindrir. Ce qui veut dire que ce sera à la femme de prendre progressivement plus d'initiatives.

Avec la maturité, la dimension fantasmatique et pulsionnelle de la libido masculine est moins présente. Néanmoins, l'homme reste toujours aussi réceptif aux échanges tactiles.

Une fois encore, ce sont les femmes qui font les hommes. Et au moment où ils vont rencontrer plus de difficultés dans leur vie sexuelle, avec quelquefois des troubles de l'érection, le rôle de leur partenaire va devenir essentiel à cette époque de la vie. La crainte de perte de virilité entraîne les hommes dans des phases de perte de confiance en eux. C'est aux femmes de les rassurer et de leur prouver qu'elles les désirent encore.

Et pourtant la majorité d'entre elles considèrent les pannes sexuelles de leur compagnon comme une atteinte personnelle.

Certaines s'imaginent qu'elles ne sont plus désirables parce qu'elles sont ménopausées, d'autres pensent que l'homme les trompe et va donc assouvir ses pulsions dans les bras de sa maîtresse, et quelques-unes se résignent, estimant que l'ère de la vieillesse a débuté et qu'elle marque la fin de la féminité et de la virilité.

Mais en règle générale, en matière de sexualité, il existe un principe de continuité qui admet que l'activité sexuelle chez le sujet vieillissant soit proportionnelle à ce qu'elle fut dans sa jeunesse.

Si vous étiez portée sur la chose dans vos jeunes années, vous serez toujours encline à conserver un potentiel de désir et de séduction jusqu'à vos cent ans !

Heureusement, avec l'âge, le poids des idées reçues s'allège considérablement et c'est pourquoi on observe de plus en plus de couples qui se lancent corps et âme dans une sexualité débridée.

Véronique J., 55 ans
Divorcée, 3 enfants

Je ne connais aucune femme au monde qui soit plus bavarde qu'elle. Elle parle du moment où elle met un pied dans mon bureau jusqu'à ce qu'elle en ressorte, avec à peine quelques secondes d'interruption. Je l'imagine bien s'endormir en parlant et continuer pendant son sommeil. D'ailleurs, lors d'une opération qu'elle devait subir, au moment de son réveil, elle criait à qui voulait l'entendre : « Il est où ce Salama, il faut que je lui dise que je l'aime depuis toujours. » Magie de l'anesthésie : aucun tabou n'apparaît plus, et toutes les vérités affluent. Je ne lui en ai jamais parlé, terrorisé à l'idée d'avoir à me justifier sur l'impossible réciprocité de cet amour...

Je connais tout de sa vie, dans les moindres détails. Elle est très exubérante et dégage une assurance qui pourrait faire peur à plus d'un spécimen mâle. Son mari l'a quittée il y a quatre ans, probablement soûlé de trop de paroles, et depuis ce jour, au lieu de sombrer dans un désert affectif, elle accumule étonnamment les conquêtes.

Il est pourtant rare que je ne trouve aucun argument séduisant chez une femme. Mais je dois reconnaître et avouer que Véronique est particulièrement laide. Elle renforce sa disgrâce physique par une prédisposition au mauvais goût vestimentaire, au point que l'on serait en droit de se demander si elle ne le fait pas exprès. Bariolée de la tête aux pieds et maquillée comme un camion volé, Véronique ne passe pas inaperçue, et s'en félicite.

La porte de mon bureau s'ouvre donc sur une robe jaune poussin à rayures violettes, surmontée d'une petite veste en fourrure d'un blanc immaculé. Le tout rehaussé par de magnifiques bottes à dentelles... Eh oui, ça existe !

Je ne peux me retenir de pousser un cri :

– Quel festival de couleurs !

– Il faut égayer ce monde triste à mourir. Grâce à moi, les gens sourient dans la rue.

Prend-elle conscience de son ridicule ?

– Ils ont besoin de gaieté, de beauté...

Raté...

– Et vos amours, sont-elles au beau fixe ?

– J'ai découvert un nouveau vivier de mâles. Ils grouillent de partout... Les sites de rencontres, une vraie mine d'or. En débutante que j'étais, quand je me suis inscrite, j'ai mis ma photo, quelle erreur !

Pour une fois, je suis très attentif à son récit parce que je pressens qu'il me réserve des surprises, mais elles ne sont pas où je les imagine. Véronique poursuit :

– J'aurais dû m'en douter, parce que, évidemment, en voyant mon physique, j'ai été inondée de messages.

Je m'interroge sur la nature de la photo qu'elle a affichée. Était-ce bien elle, ou l'avait-elle dérobée à sa voisine ?

– De vous à moi, je ne me serais jamais imaginé avoir un jour une vie sexuelle aussi trépidante. Si mon pauvre Hubert me voyait, il regretterait de m'avoir lâchée, il s'est privé d'une bonne vivante, croyez-moi !

Je la crois sur parole et ne souhaite vérifier ses talents pour rien au monde.

Comme je ne rebondis pas sur ses compétences sexuelles, ce qui doit arriver arrive :

– Vous savez ce que j'ai fait la semaine dernière pour la première fois de ma vie ?

Suis-je en droit de répondre que je ne veux surtout pas savoir ? Je sais malheureusement que non. Je la regarde donc et feins de ne pas pouvoir retenir plus longtemps ma curiosité. Je dois avoir un certain talent d'acteur parce qu'elle s'exécute :

– Une gâterie !

Je ne m'attendais pas à un tel scoop, tant il me semble manquer de caractère exceptionnel...

Mon air éberlué la pousse à développer :

– Une fellation, quoi ! Je ne sais pas pourquoi j'ai attendu aussi longtemps pour me lancer.

Je dois à tout prix mettre un terme à ses états d'âme sur la question, afin d'éviter de reprendre l'historique de sa vie sexuelle.

– Bravo, Véronique ! Je suis très heureux de vous voir aussi bien dans votre vie. Mais maintenant, si vous voulez que je vous ausculte aujourd'hui, il va falloir abréger cette conversation et partir vous déshabiller.

– Juste une petite question avant... Croyez-vous que ça fasse grossir ? Parce que j'ai décidé d'entamer un petit régime alors ce serait vraiment pas le moment...

J'étais dépité, j'avais envie que cette consultation s'arrête. Prêt à lui hurler que, étant donné les quinze kilos superflus qu'elle affichait depuis vingt ans sans jamais avoir pratiqué cette nouveauté... les calories devaient se trouver ailleurs !

Rose N., 58 ans
Divorcée, 3 enfants

Cette femme a toujours été d'une discrétion absolue quant à sa vie intime et à ses états d'âme. D'une grande pudeur et d'une politesse infinie qui va jusqu'à ne pas se répandre en confidences jugées indécentes, Rose possède l'élégance et la dignité des grandes femmes.

De sa vie, je connais les grandes lignes. Elle est la mère de trois enfants que j'ai mis au monde. Et je sais que son mari l'a quittée l'année dernière après trente-huit ans de mariage.

Elle m'a délivré cette information sans chercher à la développer, afin que je ne m'apitoie pas sur son sort, mais tout simplement pour que j'en prenne note.

Elle entre aujourd'hui, métamorphosée. Son bonheur se lit sur son visage. Elle a changé de coiffure, est devenue beaucoup plus féminine, et son sourire reflète une désinvolture inédite.

Je lui dis que je la trouve très en beauté, et je sens qu'exceptionnellement, et malgré des années d'extrême discrétion, elle est prête à me dévoiler le secret qui la rend belle.

– J'ai rencontré un homme formidable...

– Quand je vois l'effet qu'il produit sur vous, je vous crois sur parole !

– Moi, je n'imaginais pas qu'on pouvait être aussi heureuse. (Elle se met à rougir et baisse les yeux.) Quand j'ai rencontré Jacques, le père de mes enfants, j'avais dix-huit ans. Nous étions des bébés. Nous nous sommes mariés très rapidement et nous ne nous sommes plus quittés pendant trop longtemps, sans doute. Près de quarante années. Jacques est le seul homme que j'aie jamais connu. Quand il m'a quittée, j'ai eu le sentiment qu'on m'avait amputée, une partie de moi manquait. Je n'avais vécu qu'à travers lui, me comportant en petite femme soumise, toujours dans l'attente et la reconnaissance. Après son départ, ma vie s'est écroulée, elle n'avait plus de sens. Je n'avais plus de repères. Et puis, j'ai rencontré Paul, tout à fait par hasard parce que j'étais bien loin de l'envie de rencontrer un homme.

– C'est souvent quand on ne les cherche pas et qu'on s'y attend le moins que les plus belles rencontres ont lieu.

– Tout à fait. Mais, au-delà de l'amour qu'il m'apporte, cette rencontre a été pour moi un immense bouleversement. Il y aura toujours un avant et un après Paul. Je suis devenue une autre femme.

– Vous voulez dire...

J'en deviens pudique à mon tour.

– Que j'ai passé quarante années de ma vie à croire que j'étais frigide... Et, à cinquante-huit ans, je viens de découvrir le Nirvana ! Je suis passée du statut d'inapte au plaisir à celui de femme épanouie. J'avais fait une croix définitive sur cet aspect de ma vie de femme. Je pensais faire partie de celles qui ne connaîtraient jamais l'orgasme.

Elle était très émouvante dans sa façon de se livrer. Elle le faisait avec beaucoup de retenue parce que cet exercice pour elle n'avait rien de naturel.

Certaines femmes ne connaissent pas le plaisir véritable et s'en sentent responsables. Au bout d'un certain nombre d'années, elles sont tellement résignées qu'elles écartent définitivement cette possibilité et qu'elles en font le deuil. L'acte sexuel ne devient plus alors qu'une corvée répétitive, et parfois même toutes les excuses sont bonnes pour y échapper.

Soit il s'agit d'un blocage qui ne pourra se déverrouiller qu'avec l'aide d'un thérapeute ou à l'occasion d'un bouleversement (décès des parents) ou d'un choc psychologique, soit c'est la responsabilité du partenaire qui est en cause. Quand un homme se concentre sur sa propre jouissance sans prendre en considération certains détails du corps de sa femme afin de l'éveiller au plaisir, ou quand cet acte se déroule toujours de la même façon, dans des délais très courts, et sans aucune volupté, rares sont les femmes qui atteignent l'ivresse du plaisir.

Soit l'étape de la ménopause, en supprimant la possibilité d'enfanter à tout jamais, modifie la relation au masculin, le désir envers l'homme, et permet d'accéder à la jouissance.

Peur de vieillir

Ce programme n'enchante personne. Même les plus optimistes rêvent en secret de ne pas y passer. Ils ne peuvent le reconnaître, ce serait désavouer l'essence même de leur personnalité.

Mais certaines personnes l'acceptent mieux que d'autres, sans s'attacher à l'inéluctable issue finale.

Je recevais un jour en consultation une femme de quatre-vingts ans à qui je demandais son âge. Elle répondit : « J'ai quarante ans ! » À mon air surpris, elle ajouta : « Je ne compte pas les nuits bien sûr... »

Bien vieillir c'est accepter de vieillir. Mais nous n'avons pas la possibilité de refuser. Ou seulement de façon illusoire puisque, quoi qu'on fasse, le temps passe, mais ne repasse pas. De plus, l'âge de la vieillesse effective recule avec les années qu'on accumule. Quelqu'un de vieux, c'est quelqu'un qui a dix ans de plus que nous.

Alors peut-être que finalement on ne sera jamais vieux.

D'ailleurs, au plus profond de nous, on a toujours l'impression d'être jeune. Le temps s'est arrêté quand nous avions quarante ans pour les plus raisonnables, trente pour les plus inconscients, à vingt ans pour ceux qui font preuve de mauvaise foi.

Ni notre personnalité, ni notre sens de l'humour, ni notre savoir, ni nos compétences et incompétences n'ont changé.

Seule notre enveloppe charnelle s'est flétrie. Nos rides se font plus nombreuses et nos cheveux se teintent d'un voile poudré. Mais aucun vieillard n'est venu prendre possession de notre corps, nous sommes toujours nous-mêmes, avec nos folies et nos limites.

Il faudrait pouvoir quitter cette peau, muer comme un serpent, et stagner. On sait qu'on va mourir ; si c'est vieux, c'est encore mieux, on a de la chance, on le sait. Mais à moins d'être devenu totalement décérébré, on sait encore compter les années, et il n'est pas nécessaire de nous faire parvenir des signaux d'alerte afin de nous rappeler à l'ordre du temps qui passe.

Oui, vieillir effraie, et c'est déjà rajeunir que de le reconnaître. Se mentir et occulter le problème ne mène à aucune piste des voies de la sagesse.

Martine B., 51 ans
Divorcée, 2 enfants

À la recherche de la féminité en permanence, Martine est à la pointe de tout ce qui se fait de mieux en matière de rajeunissement. Coquette à l'extrême, elle préférerait périr sur le bûcher plutôt que d'avouer ses penchants pour la chirurgie esthétique. Si certaines femmes trichent sur le nombre des années, celle-ci serait tentée de le faire sur le nombre d'interventions qu'elle a pu subir.

Son amour pour son corps d'adolescente lui interdisait les frites et autres graisses saturées à tout jamais sous peine de voir sa balance faire une dépression nerveuse. Martine contrôlait sa vie, son corps et ses rides, et en avait peut-être oublié son âge véritable. Ses nombreux amants n'avaient jamais plus de trente-cinq ans et ne lui survivaient jamais plus de trente-cinq jours.

– J'ai du retard...

– Pas du tout, c'est moi qui en ai...

– Non, je ne parle pas de retard horaire, vous n'avez pas compris, j'ai peur d'être enceinte !

Pendant que je l'ausculte, elle continue à parler.

– Alors ça, ce serait le pompon ! Je n'ai jamais envisagé

avoir d'autres enfants, et encore moins maintenant. Je n'ai pas pris suffisamment de précautions, et voilà...Vous allez me dire que ça devait arriver avec la vie de folie que je mène, mais qu'est-ce que vous voulez, on ne se refait pas, j'ai toujours détesté les préservatifs, d'ailleurs je pense y être allergique... Mais c'est un autre problème, je ne suis pas de cette génération capote...Vous imaginez bien, docteur...

Moi, ce que je ne m'imagine surtout pas, c'est qu'elle puisse ne pas songer à l'éventualité de sa ménopause.

Elle se ment par coquetterie sans doute, mais pourtant je suis bien le seul avec qui elle a la possibilité de l'évoquer sans crainte.

– Qu'est-ce que je vais devenir, de toute façon, je préfère vous le dire d'emblée : je ne veux pas le garder.

– Attendez, on n'en est pas là, on va d'abord faire quelques prélèvements sanguins, et l'on en saura plus.

– Et si j'achetais un test de grossesse ?

Elle insiste, et ne veut pas décrocher de son mensonge. Si elle continue, elle sera même capable de se provoquer une grossesse nerveuse. Je commence à changer de ton :

– C'est inutile, Martine, je n'ai rien vu à l'auscultation. Je ne pense pas que ce soit la raison de votre absence de règles.

– J'espère que vous avez raison, parce que je ne me vois pas du tout repartir dans les couches, les nuits blanches et tout le bazar...

Je dois la laisser y croire encore, elle en a tellement envie. Avoir encore le choix de ne plus avoir d'enfants, c'est important pour elle.

La laisser repartir avec ses illusions et tenter progressivement de la mettre sur la voie de la ménopause.

Tandis qu'elle se rhabille, je reprends ma place derrière mon bureau, face à mon ordinateur. Oublie-t-elle que j'ai sa fiche devant les yeux, et que par conséquent je connais parfaitement son âge, ou va-t-elle massacrer mon écran afin que plus rien n'apparaisse ?

Je décide malgré tout de lui tendre une perche :

– Je vois que c'est bientôt votre anniversaire ?

– Ne me parlez pas de ça, j'ai horreur de ce genre de commémoration. Je ne fête jamais ma naissance, d'ailleurs c'est très présomptueux de se féliciter ainsi d'un acte dont nous ne sommes pas responsables. Je n'ai pas demandé à venir au monde, les seuls qu'il conviendrait d'honorer ces jours-là ce sont nos géniteurs, et les miens ne sont plus de ce monde... Enfin, je ne vais pas vous faire perdre plus de temps.

J'ai fait chou blanc, et elle qui d'ordinaire s'éternise dans mon bureau est soudain prise d'une furieuse envie de s'échapper d'ici.

Elle se lève d'un bond pour couper court à toute autre question.

– Vous oubliez votre ordonnance !

– Ah ! oui, j'ai décidément la tête à l'envers en ce moment...

Si le déni de grossesse fait couler beaucoup d'encre, le déni de ménopause existe tout autant. Il est évidemment moins dramatique, mais tout aussi caractéristique d'un malaise.

Cette période est tellement synonyme de basculement vers la vieillesse dans l'inconscient collectif que certaines femmes qui ont toujours refusé d'accepter de vieillir en gommant les effets du temps à coups de chirurgie esthétique, de course à la minceur et de soins en tout genre et à outrance se trouvent confrontées à une inéluctable vérité. On a beau essayer de faire illusion aux yeux des autres, on ne peut certainement pas y parvenir face à la nature.

Certaines femmes qui ont peur de vieillir décident, pour rééquilibrer le nombre d'années qui s'allongent, de raccourcir la longueur de leurs robes. Ce réflexe naturel n'est pas du meilleur goût. Cette volonté farouche de s'équiper d'accessoires rajeunissants ne fait qu'accentuer et souligner leur refus de la vieillesse.

À partir de quel moment doit-on cesser de porter certaines choses, certains vêtements, sous le seul prétexte de l'âge ? Il est difficile de répondre précisément à cette question et il faudrait traiter au cas par cas, ce qui rendrait la tâche encore plus ardue. Mais à chaque âge correspond plus ou moins son code vestimentaire. Déjà tout petit on décide qu'un beau matin on arrête les salopettes, puis les cagoules qui grattent.

Pourquoi ne pas prendre quelques décisions du même ordre au fil du temps qui passe ? Car il existe une règle d'or : à vouloir faire trop jeune, on frôle souvent le ridicule.

Plus on triche et plus on s'éloigne du but.

Ces femmes-là se trouvent rattrapées par leur ennemi juré : le temps. Et après des années passées à trouver des moyens de le combattre et d'en faire fi, l'annonce de la ménopause est d'une grande violence. Le monde semble s'écrouler autour d'elles. Tous les efforts déployés jusqu'à cet instant leur apparaissent vains.

C'est pourquoi bon nombre de femmes choisissent de conserver des règles, grâce à des pilules qui les maintiennent dans une illusion de jeunesse éternelle.

Il est incontestable qu'une femme ménopausée n'a plus vingt ans, sauf cas rarissimes qui ne font pas loi.

Il m'est impossible d'arrêter le temps qui passe, mais il est en mon pouvoir d'en atténuer les douleurs et les souffrances.

Christine, âge indéterminé
Actrice de cinéma

Lunettes noires, salle d'attente spéciale et exclusive, Christine est la star des stars. Le genre de célébrité qui ne parle jamais de son gynécologue parce qu'elle est tellement différente des autres femmes que son corps est sacralisé et qu'il n'a pas besoin de la médecine. Les assistantes ont pour consigne de la saluer d'un « bonjour *Mademoiselle* » qui souligne l'éternelle jeunesse des grandes comédiennes.

Elle est venue me voir avec les résultats de tests sanguins qui doivent m'éclairer sur différents dosages hormonaux. Après avoir examiné les documents qui confirment mon diagnostic, je prends mon élan pour lui annoncer ce qu'elle ne supporterait pas d'entendre :

– Vous n'êtes pas malade, vous êtes en phase de ménopause...

Elle s'effondre littéralement sur mon bureau :

– Je ne vais être sollicitée que pour des rôles de vieilles ! Promettez-moi que cette info ne sortira pas de ce bureau, jurez-le-moi !

– Calmez-vous, Christine, vous dramatisez tout.

Elle est tellement en larmes qu'elle semble déborder de partout, son visage est inondé, son maquillage se répand. Je dois lui trouver une boîte de Kleenex avant qu'elle réalise les dégâts et qu'elle fasse une dépression nerveuse dans mon cabinet. J'ouvre un à un tous mes tiroirs, les referme avec fracas chaque fois que ma recherche s'avère vaine. Chaque fois, elle sursaute. Elle est d'une nervosité effroyable. Je finis par me lever pour aller chercher quelques compresses salutaires.

Elle s'éponge, se mouche non sans élégance, et reprend :

– À personne, vous m'entendez ?

– Rien ne sort jamais de ce cabinet. Que ce soit à propos de vous ou de ma concierge.

Elle me lance un regard déçu. Être tombée si bas, en l'occurrence au rez-de-chaussée, en un quart de seconde la stupéfie.

– Je ne peux pas me permettre ce genre d'événements avec mon métier.

– Ce genre d'événements n'épargne personne, que ce soit vous...

– Ou votre concierge, merci, j'ai compris...

– Mais, Christine, restons raisonnables, à la cinquantaine, vous deviez bien imaginer que ça allait arriver.

– Sans vouloir vous vexer, j'ai d'autres sujets de préoccupation que l'âge de ma ménopause.

D'ordinaire difficile et capricieuse comme bon nombre de stars, je la sens particulièrement apte à devenir très désagréable depuis l'annonce de cette satanée nouvelle. J'essaye de ne pas réagir afin de poursuivre cette consultation dans les meilleures conditions.

– Je préfère mettre un terme à ma carrière plutôt que d'être cantonnée à des rôles de vieilles...

– Mais ça n'est pas inscrit sur votre visage ! Personne ne peut savoir, même si à partir d'un certain âge toutes les femmes subissent le même sort.

– Sauf que moi, personne ne connaît mon âge. Enfin, pas le grand public. Je m'évertue à le cacher depuis tellement d'années...

J'ai envie de lui répondre qu'en toute logique, depuis le temps qu'elle occupe le haut de l'affiche, le nombre d'années s'accumule, et ses premiers admirateurs ne sont pas les seuls à vieillir.

Tout à coup, son regard s'illumine :

– J'ai trouvé un moyen de sauver la face : j'aurai toujours un tampon dans mon sac... au cas où une jeune femme m'en demanderait...

Comme la vie est étrange et pleine de surprises... Brandir comme un trophée ce qui pouvait paraître comme un manque de pudeur à une certaine époque ! Un même objet peut paraître « indécent » puis être exhibé avec fierté selon les âges. Sa légitimité en fait un accessoire exposé impudique, son inutilité lui confère un pouvoir de jeunesse qui n'avait jusqu'alors jamais été pressenti en tant que tel.

Ce sang tellement effrayant quand il apparaît aux prémices de la puberté terrorise par son absence aux heures de la ménopause.

La plupart des stars sont beaucoup plus traumatisées par l'angoisse de vieillir que le commun des mortels. Leur image a toujours été leur fonds de commerce, elles ont passé leur vie devant un miroir, obsédées par leur beauté et obnubilées par leur poids. Quand on a dépassé la cinquantaine, il n'est plus question d'obtenir des rôles de jeunes filles. Même si le cinéma n'est pas la réalité, lorsque ces femmes franchissent certains caps de leur existence, leur profession leur rappelle que le temps passe et certains rôles ne leur seront plus jamais attribués. Comme dans la vraie vie...

Lorine, 51 ans
Divorcée, 2 enfants

Elle a divorcé l'année dernière et vit depuis six mois avec un homme de vingt ans son cadet. Elle vient me voir régulièrement depuis quinze ans. J'ai mis au monde ses deux enfants, qui ont respectivement douze et quatorze ans. Elle m'a toujours confié que le rôle de mère était celui qui l'épanouissait le moins. Elle adore ses enfants, et jamais autant que lorsqu'ils se tiennent à une distance raisonnable d'elle. D'ailleurs c'est leur père qui en a la garde car elle considérait qu'ils seraient bien mieux chez lui et que, sans doute, elle serait bien mieux sans eux. Chacun y trouvait donc son compte.

À sa façon de débouler dans mon cabinet, je la sens très nerveuse.

– Guillaume veut un enfant, c'est pour cette raison que je suis là aujourd'hui.

– Moi, c'est Gérard..., dis-je pour la détendre. (À son regard, je constate que je n'ai pas atteint mon but.)

– Conseillez-moi quelqu'un de bien qui nous fera ça.

– Vous voulez être enceinte, si j'ai bien compris ?

– Oui, mais je ne peux plus avoir d'enfants, naturellement, alors puisque la science nous donne des possibilités, je veux les saisir.

– Je vous arrête tout de suite. C'est une aberration de vouloir un enfant à votre âge. C'est prendre beaucoup de risques.

– C'est mon problème !

– Et moi, mon devoir, c'est de vous mettre en garde contre les dangers d'une telle démarche.

– Mais Guillaume a trente et un ans et il a envie de devenir père...

– Je comprends, mais ce qui m'intéresse, c'est vous. Enlevez cette idée de votre tête.

« Et votre jules, il vit au pays de " OUI-OUI ", et à moins de ne rien connaître aux femmes, il devrait être au courant que vous n'avez plus l'âge de procréer.

Elle se met à rougir jusqu'aux oreilles.

– Impossible, il ne connaît pas mon âge... Et depuis qu'on est ensemble, il met des préservatifs pour éviter que je tombe enceinte.

Je suis abasourdi. Lorine a toujours eu un penchant pour les hommes plus jeunes qu'elle. Et je pensais que le simple fait qu'ils tombent sous son charme suffisait à flatter son ego et à ce qu'elle se sente jeune. Je ne savais pas qu'elle trichait à ce point.

– Comment puis-je faire ?

– Avouez votre âge, ça ne vous fera pas prendre une ride de plus. Ce qui compte c'est ce à quoi vous ressemblez, pas le nombre des années.

– Je ne pourrai jamais...

– Arrêtez vos enfantillages, sans vouloir vous froisser, il a dû remarquer que vous n'aviez pas vingt ans.

– Évidemment, pas la peine de devenir grossier, docteur, mais je vous en supplie, il faut que vous me trouviez une autre solution, jamais je n'avouerai mon âge !

Nous sommes dans une impasse, et cette situation ubuesque ne peut durer plus longtemps. Je sors donc ma dernière cartouche :

– Alors dites-lui que vous êtes trop jeune et que vous n'avez pas encore vos règles...

Cruel souvenir de l'époque où l'on s'entendait dire trop souvent à notre goût qu'on était trop jeune...
Jurer de ne plus jamais râler si ça se reproduisait.

L'angoisse de vieillir et la peur de la mort sont des sentiments légitimes qui touchent aussi bien les jeunes que les plus âgées.

Certaines y sont plus réceptives que d'autres. Je vois des femmes avoir recours à la chirurgie esthétique dès trente ans, et d'autres qui, même à soixante ans, n'y pensent pas.

Le médecin est là pour y répondre, soit en calmant le jeu des angoissées chroniques, soit au contraire en accompagnant les femmes qui en ont réellement besoin dans les étapes de leur vie, afin de les aider à trouver des solutions.

Mais aujourd'hui où les cancers ont considérablement augmenté et que chacun de nous côtoie cette maladie à travers l'un de ses proches ou personnellement, la peur de la mort est beaucoup plus présente qu'avant, quel que soit l'âge.

Et pour certains, vieillir ne représenterait pas du tout une angoisse mais plutôt une jolie perspective d'avenir.

Je me souviens d'une patiente que j'aimais profondément, avec qui j'avais vécu des moments merveilleux d'émotion et qui a été emportée en six mois par un cancer foudroyant.

Quand le téléphone a sonné et que j'ai entendu la voix de son mari, j'ai tout de suite compris. Il m'a dit : « Elle avait posé un de vos livres sur sa table de nuit, elle est morte aussi à côté de vous... »

Les cancers féminins ont augmenté, que ce soit celui du sein, des ovaires ou de l'utérus. Tous sexes confondus, le cancer du poumon et du côlon connaissent une sérieuse progression également.

Je me suis longtemps posé la question sur l'augmentation de ces cancers, d'autant qu'on a toujours tendance à les imputer aux traitements médicaux en général, et hormonaux en particulier.

Il y a trois facteurs fondamentaux qui contribuent à cette terrible pandémie :

– le mode de vie alimentaire,

– le stress, qui contribue à la diminution des lymphocytes, les cellules de nos défenses immunitaires,

– certains traitements médicaux pris en excès et trop longtemps.

Et il n'est pas exclu qu'un jour ou l'autre on incrimine la prise prolongée de contraceptifs oraux ainsi que les traitements de stimulation ovarienne lorsqu'ils sont donnés avec acharnement et à trop fortes doses. Pourquoi incriminerait-on les traitements hormonaux de la ménopause quand ils sont pris longtemps, alors que ce sont exactement les mêmes hormones que celles qui sont contenues dans certaines pilules contraceptives ?

On sait également que la pollution alimentaire est une des grandes responsables de ces maladies ; tout ce qu'on injecte aux fruits et légumes pour les rendre plus colorés, plus parfaits. Il est maintenant prouvé que les pesticides sont responsables de la diminution de la fertilité des hommes.

Qui aura le courage de se battre contre les lobbys économiques, agroalimentaires et pharmaceutiques ?

Petites recettes pour mieux vieillir

On ne peut pas stopper l'inéluctable vieillissement, mais on peut repousser ses effets.

S'il n'est pas encore possible de changer notre héritage génétique, nous avons malgré tout aujourd'hui les moyens de lutter avec certaines armes afin de prolonger agréablement quelques-unes de nos fonctions.

Je n'ai pas l'intention de me substituer aux milliers d'ouvrages qui existent déjà sur le sujet. J'irai donc en quelques lignes à l'essentiel.

• Adopter une hygiène de vie saine

On sait désormais quels sont les aliments à privilégier :

– les fruits et légumes,

– les bonnes graisses – acides gras mono-insaturés (huile d'olive, de colza, huile d'arachide, de noix),

– Acides gras polyinsaturés : oméga 3 (poissons gras, huile de pépins de raisin, de lin, de soja et de noix, légumes à feuilles),

Et ceux à éviter : l'alcool, le sucre...

Le tabac est à proscrire.

• Écouter son corps

C'est être attentif aux signaux qu'il nous lance sans pour autant devenir hypocondriaque. Et si notre corps parle à voix basse, il faut régulièrement faire des bilans et des tests de dépistage afin de pouvoir intervenir au plus vite et traiter au mieux en cas de besoin.

• Faire du sport ou pratiquer un exercice régulier

Et pas uniquement pour des raisons esthétiques – qui d'ailleurs ne gâchent rien aux bénéfices acquis – mais parce que la puissance musculaire décline avec l'âge.

Or une étude américaine a démontré qu'un exercice vigoureux pouvait permettre de ralentir les modifications cellulaires qui provoquent le vieillissement des muscles ; sans oublier qu'une bonne musculature est un excellent passeport pour la vieillesse car elle épargne bon nombre de douleurs et de rhumatismes.

Pratiquer une activité physique permet au cerveau de sécréter des endorphines, ce qui permet également de se sentir mieux dans son corps et de faire monter en flèche ce qui nous transcende : l'estime de soi. Cette délicieuse sensation de ne pas être inférieur à tous ceux que nous croisons détend les traits du visage et nous fait paraître dix ans de moins.

• L'humour

C'est un gage de jeunesse éternelle. Il sauve de toutes les situations et l'effet boule de neige qu'il produit est extraordinaire. Une centenaire disait : « Je n'ai qu'une seule ride et je suis assise dessus. »

• Faire l'amour régulièrement

Cela permet d'allier l'utile à l'agréable et de libérer un grand nombre d'hormones bénéfiques. Il ne reste qu'à trouver le bon partenaire. Nous évoluons sexuellement jusqu'à notre mort, ce qui laisse présager des moments palpitants.

• Cultiver les apparences

– Profitez de ce que la cosmétologie peut apporter pour gommer certaines marques du temps qui vous minent le moral.

– La dermatologie : un peeling ou une dermabrasion, une injection d'acide hyaluronique ou de Botox bien dosés peuvent améliorer et redonner un aspect plus jeune au visage.

– Avoir recours à la chirurgie esthétique pour corriger certains revers de l'âge qui deviennent trop préoccupants grâce à un léger lifting facial ou un lifting du cou.

Ne jamais en abuser sous peine d'obtenir le résultat inverse.

• Positiver

Tenter d'envisager les événements et les aléas de la vie sous un angle différent. Faire semblant d'être gai, d'être heureux par moments provoque un effet extraordinaire sur le moral. On parvient à se duper soi-même.

• Faire travailler son cerveau

En exerçant continuellement nos facultés mentales, elles ne doivent pas décliner. Un esprit éveillé, ouvert aux nouvelles expériences et avide de nouvelles connaissances nous conservera jeunes.

Les hommes face à la ménopause

J'ai constaté à de trop nombreuses reprises, à force de témoignages de femmes désespérées, parce que mal-aimées ou désaimées, que les hommes sont majoritairement dans une fuite permanente de leurs responsabilités.

Je suis forcé de reconnaître qu'on ne trouve pas forcément plus de maturité chez les mâles vieillissants que chez leurs cadets.

Entre ceux qui, poussés par la crainte de vieillir, préfèrent s'« accessoiriser » d'une femme plus jeune afin de se donner l'illusion de conserver la même puissance de séduction que lorsqu'ils avaient trente ans, et ceux qui renoncent à toute forme de relation sexuelle avec leur épouse depuis qu'elle a franchi selon eux l'âge limite, le prisme est large.

Que l'homme vieillisse chaque année est inéluctable, que sa compagne l'accompagne dans ce précipice ne l'est pas. Certains hommes aiment que leur femme ait trente ans. Et rien ne pourra changer cet état de fait. Leur femme aura toujours trente ans, quitte à en changer tous les ans !

Le démon de midi n'est autre qu'une réaction panique de l'homme face au vieillissement que lui renvoie sa femme ménopausée au moment où lui-même subit un ralentissement de sa libido. Il s'enfuit au moment où sa femme connaît, au contraire, un accroissement de son désir et accepte une approche plus libre de sa sexualité.

Le décalage se fait alors trop sentir et le rejet total permet d'atténuer l'angoisse, surtout pour les mâles dominants qui ont besoin de se sentir tout-puissants.

Une expression illustre parfaitement cette situation : il est plus facile d'avoir affaire à des « renonçantes » qu'à des « jouissantes ».

Bien souvent, les hommes vivent mal la ménopause de leur femme. Ils sont déstabilisés par certains symptômes qu'ils ne comprennent pas et, souvent, ils refusent le dialogue à propos de ce tabou qui d'après leurs souvenirs adolescents annonce la fin d'une certaine féminité. L'andropause n'existe pas au sens physiologique du terme. Certes, les hommes connaissent une baisse hormonale en vieillissant, mais elle est très faible. Cette hormone mâle, la testostérone, agit au niveau de la libido mais pas sur un plan purement fonctionnel.

En vieillissant, les hommes n'ont plus le même désir de l'acte sexuel qu'auparavant. Ils ont de moins en moins envie de faire l'amour, ils deviennent de plus en plus mous, au sens propre comme au figuré.

Or le comportement s'adapte à la fonction. On observe ainsi un ralentissement flagrant et une lenteur généralisée chez les hommes dépassant la soixantaine. Dès qu'ils cessent toute activité sexuelle, leur physique se métamorphose. Ils paraissent dix ans de plus.

Pour ceux qui ont de véritables problèmes d'érection, les médicaments comme le Viagra au départ, et comme beaucoup d'autres produits équivalents, peut-être mieux tolérés, peuvent apporter la solution. Les hommes qui ont recours à ces pilules ne sont pas, sauf de rares exceptions, ceux qui vivent en couple depuis trente ans. Les motivations sont autres que celle qui consisterait à honorer la femme qui est dans leur lit depuis trop d'années et qui, rapport sexuel ou pas, n'a pas l'intention de déserter la chambre conjugale.

Claire D., 51 ans
2 enfants

Claire est ma patiente depuis vingt ans. J'ai mis au monde ses deux enfants avec une joie immense. Elle est devenue en moins de temps qu'il ne faut pour le dire une des femmes les plus importantes de la planète. P-DG d'une grande entreprise de luxe, elle voyage aux quatre coins du monde et dégage une énergie formidable. Son intelligence et son physique font d'elle ce qu'on appelle une très belle femme.

Elle est toujours très pressée, parce que entre deux avions, et procède toujours de la même façon, à chacune de ses visites. Elle entre en trombe, pose systématiquement son sac sur le fauteuil de gauche et fonce directement se dévêtir derrière le paravent tout en m'expliquant le but de sa visite. Une fois déshabillée, elle s'allonge sur la table d'examen, et c'est à cet instant seulement que son regard croise le mien pour la première fois depuis son entrée dans mon bureau.

La vitesse à laquelle se déroule sa vie l'amène à être directe et à ne pas s'encombrer de palabres inutiles. Après l'auscultation, elle saute immédiatement dans ses talons hauts et, après avoir enfilé son tailleur, elle vient s'asseoir face à moi.

Mais aujourd'hui, sa façon de se poser sur le fauteuil, plus lente, plus hésitante, m'indique qu'elle a besoin de parler. La fragilité qu'elle dissimule si parfaitement d'ordinaire semble étouffer dans son corps.

– Et sinon, tout va bien ?

– Je viens de quitter mon mari... Enfin, avant que ce soit lui qui le fasse.

Mon regard interrogateur la pousse à poursuivre.

– Le jour de mes cinquante ans, il m'a regardée très durement et m'a dit que jamais jusqu'à présent il n'avait fait l'amour à une femme aussi vieille...

– C'est charmant ! Mais je croyais que vous étiez plus jeune que lui ?

– C'est le cas, il a quinze ans de plus que moi ! Mais même si j'ai toujours été sa jeunette, il faut reconnaître qu'une jeune de cinquante ans est moins fraîche qu'une de trente.

– Et il a fait supprimer tous les miroirs de la maison pour ne plus se trouver face à sa propre image vieillissante ?

– Il a toujours dit qu'un homme qui vieillit gagne en charme et qu'une femme qui vieillit gagne en rides...

– Quelle élégance !

– C'est le genre d'homme qui a beaucoup aimé les femmes plus âgées que lui, jusqu'à ses dix-huit ans.

– Finalement vous avez de la chance d'être seule aujourd'hui. Vous avez peut-être gagné quelques rides, qui d'ailleurs vous donnent encore plus de charme, mais vous avez surtout gagné la liberté. Sans compter qu'avec ce que je vais vous prescrire pour remédier aux légers désagréments dont vous souffrez, vous allez vous sentir en pleine forme. Le seul effet secondaire contre lequel vous ne pourrez pas lutter, c'est d'attirer les hommes beaucoup plus jeunes que votre ex-mari. Malheureusement j'avoue mes lacunes dans ce domaine, je ne pourrai rien vous prescrire pour atténuer ce type d'effets secondaires. Vous seule serez apte à contrôler la situation.

– Je pense y arriver, en effet.

Elle finit par sourire, et quand elle se lève elle est encore plus belle qu'une demi-heure plus tôt.

Certains hommes vivent très mal la ménopause de leur femme. Leur angoisse est souvent aussi forte que celle de leur compagne, ce qui ne fait qu'accroître l'inquiétude.

Ils ont le sentiment qu'elle ne va plus être comme avant, qu'elle ne va plus avoir envie de faire l'amour, qu'elle va irrémédiablement sombrer dans la vieillesse.

Faire l'amour à une femme ménopausée ne fait pas partie de leurs fantasmes.

Mais quelle injustice pour ces femmes d'être quittées alors qu'au fond d'elles rien n'a changé !

L'unique supériorité de l'homme par rapport aux femmes, c'est la continuité dans la fertilité.

Leur vie n'est pas rythmée par des cycles hormonaux. Leur puberté se fait plus discrète, et si leurs érections se maintiennent jusqu'à la fin, aucun événement physique ne vient sonner le glas de la vieillesse.

Est-il légitime d'en tirer une certaine fierté ? Je ne le pense pas...

Dans une vie idéale, aucun d'entre nous, homme ou femme, ne devrait être censuré ou mis à l'écart sous le seul prétexte de l'âge.

Carole E., 52 ans
Mariée, 1 enfant

Son mari l'a traînée de force jusqu'à mon cabinet.

– Faites quelque chose, docteur, sinon je la passe par la fenêtre... Au moins, ça lui fera de l'air !

Carole sourit.

– Qu'est-ce qui vous arrive, demandé-je ?

– Madame a ses humeurs, ses chaleurs, répond-il.

– Et Madame est devenue muette au passage ? dis-je en la fixant.

Carole se reprend :

– C'est vrai qu'il n'est pas le seul à trouver que je suis insupportable, mais mon principal problème, c'est que je crève de chaud d'un seul coup, comme si j'étouffais, alors j'ouvre toutes les fenêtres que je peux, et une minute après je suis gelée et je cours les refermer. Je deviens folle.

– Tu deviens surtout chiante ! dit-il.

Je me contente d'ignorer sa réplique.

– Vous avez d'autres symptômes ?

– J'ai un peu grossi, et pourtant je fais attention, je vous assure...

– Un peu grossi ! s'exclame-t-il... Là je pense qu'il va falloir consulter un ophtalmo, chérie...

Un silence pesant enrobe son rire gras.

J'invite alors Claire à aller se déshabiller, et je fais comprendre à son mari de ne surtout pas bouger de son siège. Étant donné qu'il est avachi dans son fauteuil depuis qu'il s'y est assis, j'imagine qu'il va pouvoir surmonter cette épreuve sans trop d'efforts.

Pendant que sa femme se déshabille, il me fait signe de m'approcher de lui tandis qu'il s'avance au plus près de moi. Je suis pour une fois ravi de la largeur de mon bureau qui m'assure d'une distance raisonnable entre cet énergumène et moi. Il se met à chuchoter :

– Entre vous et moi, vous ne pourriez pas lui refiler un petit quelque chose pour la motiver, parce que, au lit, c'est pas vraiment ça... Vous voyez ce que je veux dire ?

– Non, pas précisément, mais si vous le permettez, je dois aller l'ausculter.

Il se sent soudain fort seul et je peux lire dans son regard qu'il me prend pour un incapable.

Après l'avoir examinée, je la laisse s'habiller et me retrouve à nouveau en tête à tête avec mon complice.

– Vous lui avez trouvé un truc qui cloche ?

– Non, l'examen est parfait.
– Mais pourquoi elle est comme ça, alors ?
– Je vais lui prescrire une série d'examens et nous en saurons plus, mais il n'y a rien d'alarmant.
– C'est le début de la ménopause, non ? demande Carole.
– Je pense que oui, mais nous allons vérifier.
– La ménopause ? Qu'est-ce que c'est que ce délire, je croyais que ça n'arrivait qu'aux vieilles... Il ne manquait plus que ça au tableau ! s'exclame-t-il.
– Ce n'est pas une maladie, vous savez, et c'est un passage obligé que je vais rendre le plus agréable possible, dis-je en souriant à Carole.

Comme je la comprends, ménopause ou pas, de ne pas éprouver de désir pour un individu d'une telle finesse d'esprit ! Je me demande comment elle fait pour ne pas réagir à ses sarcasmes !

A-t-elle un sas de sécurité auditif qu'elle ferme chaque fois qu'il ouvre la bouche afin d'être certaine de ne pas l'entendre ? Probablement, parce que Claire continue de sourire en me regardant. Elle réussit à le supporter parce qu'il n'existe plus pour elle.

Malgré tout, il l'accompagne à chacune de ses visites, sans aucun doute plus par jalousie que par compassion. Ce doit être le genre d'abruti qui s'imagine que les gynécologues se rincent l'œil à chacune de leurs consultations... D'ailleurs il me lance immanquablement à chacune de leurs visites : « Le nombre de bonnes femmes à poil que vous avez dû voir dans votre vie... Vous avez essayé de calculer ? » Chaque fois je lui réponds que non et lui promets de faire le calcul pour leur prochaine visite. Et jamais je ne m'exécute.

Alors, par respect pour ceux qui se posent la question essentielle de combien de femmes nues j'ai vues durant ma vie de gynécologue, je vais tenter de satisfaire leur curiosité.

Dans une journée banale de consultations, de 9 heures du matin, jusqu'à 20 heures, rythmée par un rendez-vous toutes les vingt minutes, soit trois par heure : le nombre exact est trente-trois ! En une seule journée...

Mais la véritable réponse à la question « combien de femmes nues j'ai pu voir durant ma vie de médecin », la réponse est : aucune !

Je ne les regarde pas. La nudité d'une patiente dans mon cabinet n'est pas pour moi la véritable nudité au sens charmant du terme. Même la plus belle, la plus renversante à mes yeux reste asexuée dans l'enceinte de mon bureau. Je ne suis pas moine pour autant et je sais reconnaître une jolie fille dans la rue.

Georges
4 mariages, 8 enfants

Il était le mari d'une de mes patientes au départ.

Nous avons sympathisé au cours d'un accouchement mémorable où son sens de l'humour avait conquis toute la salle de travail. Après une vie tumultueuse, entre épouses successives, maîtresses trahies et paternités généreuses, Georges s'était calmé auprès d'une Sandra. Il avait fini par goûter aux joies de la fidélité. Plus par manque d'énergie que par réelle conviction amoureuse, me semblait-il.

Quand il m'a appelé aujourd'hui pour me supplier de le recevoir, je m'attendais au pire, comme toujours avec lui.

Georges attend dans le couloir. Il ne veut pas aller s'asseoir dans la salle d'attente. Trop connotée, trop féminine, trop agressive à ses yeux. Et pourtant il en a connu des femmes, il pourrait même écrire un livre simplement en les classant par ordre alphabétique, s'il se souvenait de toutes... Non pas qu'il soit un Apollon, mais Georges a un truc infaillible pour les faire toutes tomber : il les fait rire, et il les aime, à sa façon...

En y réfléchissant, je ne sais pas s'il ne les a pas fait plus pleurer que rire...

Quoi qu'il en soit, il arpente cet étroit couloir, les mains dans le dos, les yeux rivés au sol. Aucun détail de la moquette ne va lui échapper s'il continue ainsi.

J'ai promis de le recevoir entre deux patientes, son ton désespéré au téléphone ne m'avait pas laissé le choix, malgré mon emploi du temps plus que surchargé. Chaque fois que je passe à ses côtés, accompagné d'une patiente, je constate à quel point il est au bout du rouleau : il ne jette pas même un œil aux femmes qui déambulent dans ce cabinet.

Georges va donc très mal. Il doit avoir un énorme problème.

À peine entré dans mon bureau et avant même de s'asseoir, il démarre au quart de tour :

– Gérard, regarde-moi bien et dis-moi franchement si tu trouves que j'ai vieilli !

– C'est pour ça que tu viens me voir en urgence ?

– Réponds, vas-y, je veux la vérité.

– On se connaît depuis près de trente ans, donc à moins d'avoir été cryogénisé pendant ce laps de temps, il est évident que tu as vieilli. Comme moi, comme tout le monde...

– Je ne suis plus désirable...

– Sans vouloir te décevoir, je n'ai jamais éprouvé ce genre de sentiment à ton égard, ni hier, ni aujourd'hui, ni demain...

Il s'assoit, prend sa tête entre ses mains, et lâche comme un aveu :

– Sandra n'a plus envie de moi.

– C'est peut-être passager, vous en avez parlé tous les deux ?

Il est désemparé. Secoue la tête comme un automate. Pour la première fois de sa vie, il remet en question son incontestable pouvoir de séduction.

– Je ne lui fais plus aucun effet, ou alors j'ai perdu la main... En tout cas, elle ne réagit plus à rien... Tu me suis ?
– Je crois, oui.
– Alors aide-moi à mettre un mot sur ce que je veux te dire... C'est toi le spécialiste des femmes, non ?
– Tu as raison, tu vieillis, tu étais moins coincé quand tu étais jeune : tu essaies de m'expliquer qu'elle est moins humide qu'avant.
– Voilà ! s'écrie-t-il, soulagé d'avoir été enfin compris.
– Rappelle-moi son âge.
– Quarante-neuf ans !
– Rien d'alarmant, c'est l'âge de la ménopause, et cette sécheresse vaginale en est l'un des symptômes.
– Ménopause ? Tu divagues... Sandra est bien plus jeune que moi, je te le rappelle.
– Même les plus jeunes que nous finissent par vieillir.
– Alors ça, tu vois, ça me fiche vraiment un coup de vieux. C'est ma première femme ménopausée !
– À soixante-cinq ans, tu t'en es mieux sorti que la moyenne...
– Arrête, c'est pas drôle...
– Désolé, mon vieux, mais je n'ai pas le temps de m'apitoyer sur ton sort. Ni l'envie d'ailleurs. Si tu tiens à cette femme, montre-lui qu'elle est encore plus belle qu'avant, fais-lui la cour, fais-la se sentir belle. Et pour le reste, laisse faire son gynécologue.
– Ben justement, c'est toi !
– Je vais m'occuper d'elle, mais toi, promets-moi de ne pas t'inquiéter et de tout faire pour la rassurer. C'est ton rôle ! Tu ne t'y attendais pas à celui-là !
– Non. Je préfère celui de Don Juan.
– Je croyais que tu avais arrêté...
– Je me suis calmé, c'est certain. Je suis devenu moins sensible à certaines images avec l'âge.

Le problème des hommes qui ont été incapables de se satisfaire d'une seule femme pendant une grande partie de leur vie et qui ont donc été majoritairement infidèles, c'est qu'ils finissent par se calmer, souvent trop tard et par la force des choses. Ils sont moins soumis aux tentations, ou en tout cas elles sont moins directes que lorsqu'ils étaient plus jeunes. Avec l'âge, les hommes deviennent moins sensibles aux signaux et leur seuil de réceptivité érotique devient de plus en plus difficile à atteindre.

Donc ils se calment, parce qu'ils n'ont plus de désir. Ni pour la voisine ni pour celle qui partage leur propre lit.

Femmes en consultation à travers le monde

Je ne voudrais pas terminer ce livre sans raconter brièvement les aventures que j'ai pu vivre en tant que médecin à travers différents pays.

En Russie

J'ai été invité dans ce pays pour y apporter mes connaissances en physiologie féminine, et plus particulièrement sur les traitements de la cinquantaine.

Et, au cours de nombreuses conférences de presse avec les journalistes, j'ai été surpris d'entendre des questions en 2008 témoignant d'une part d'une méconnaissance totale de ce que la médecine peut aujourd'hui apporter aux femmes et, d'autre part, d'une appréhension considérable faite de vieux tabous sur tout ce qui pourrait être nouveau en matière hormonale, me rappelant les débuts de la contraception, de la pilule et des traitements hormonaux en général, tant décriés dans les années 60 en France.

La Russie a été tellement enfermée dans le système communiste que les préoccupations de bien-être et d'esthétisme n'étaient pas à l'ordre du jour. Le problème majeur était de survivre au quotidien. La médecine n'avait pas d'ouverture sur le monde extérieur et stagnait. Et, pour évoluer, il faut des moyens financiers que le pays n'avait pas. L'ouverture de la Russie au monde occidental, l'amélioration de la qualité de la vie pour beaucoup de citoyens et l'augmentation importante du niveau de vie ont fait que la coquetterie a repris sa place en même temps que la volonté de prolonger le plus longtemps possible la féminité. D'où l'intérêt des médecins et des patientes pour des moyens médicaux et cosmétologiques permettant de repousser les effets du vieillissement précoce.

Les magazines regorgent d'articles sur la chirurgie esthétique – traitements de la peau et des rides –, de publicités sur des instituts esthétiques extrêmement sophistiqués, dont on ne trouve pas d'équivalent en France. Il est néanmoins difficile de faire évoluer les mentalités. Il faut donc beaucoup de diplomatie pour faire accepter les nouvelles conceptions de la médecine et en particulier de tous les traitements hormonaux. C'est là que la presse a comme toujours un rôle fondamental à jouer.

Les femmes russes sont des femmes belles, solides, au tempérament fort.

La plupart des gynécologues russes sont des femmes. Il pourrait paraître difficile à certaines patientes de venir me consulter, moi qui suis un homme, pourtant elles sont très confiantes et très enthousiastes. Ces femmes sont d'une extrême pudeur et elles ne se déshabillent jamais devant le médecin. Des blouses en papier sont à leur disposition. Elles les enfilent après s'être entièrement dévêtues.

Cette expérience russe est récente mais déjà très enrichissante. Je suis certain que j'ai encore beaucoup de choses à découvrir de ces femmes et de ce pays.

Au Vietnam

Cette aventure extraordinaire a débuté lorsqu'un certain nombre de médecins se sont associés pour créer un hôpital français à Hanoi.

Ces missions ponctuelles nous permettaient d'apporter nos techniques médicales et chirurgicales à un peuple et à des médecins très avides et impatients de les connaître.

Chaque année, je devenais témoin de l'évolution extrêmement rapide de ce pays : la première année il y avait des vélos partout dans les rues, l'année suivante, ils les avaient tous troqués contre des mobylettes, deux ans plus tard, on ne voyait plus que des scooters. Le centre-ville se métamorphosait à vitesse grand V, des échoppes minuscules se muaient en magasins de luxe...

Et la population revendiquait une médecine plus performante. Je me suis trouvé face à un peuple assoiffé de savoir, d'une grande intelligence et d'une exceptionnelle capacité à emmagasiner les connaissances. Un peuple chez qui le raisonnement est en ligne droite, parce que c'est le chemin le plus court entre deux points.

Je me souviens de l'année où j'avais emmené mon fils Benjamin. Une des infirmières me dit que mon fils était beau. Je répondis : « Comme son père. » Elle me regarda le plus sérieusement du monde et sans hésiter rétorqua : « Ah non, pas du tout ! »

Dans ce pays-là, contrairement à la Russie ou à l'Italie, les phénomènes de rajeunissement ou les traitements de la ménopause ne sont pas une priorité. Les femmes conservent très longtemps une belle qualité de peau et de cheveux. Il est d'ailleurs impossible de donner un âge précis à l'une d'entre elles. Est-ce lié à des facteurs génétiques, à leur obsession de se cacher du soleil, à leur nourriture ?

Contrairement à la nôtre, leur alimentation est extrêmement riche en végétaux, en fruits et surtout en soja (qui a une action proche des hormones féminines œstrogéniques, base des traitements naturels de la ménopause). C'est pourquoi ces femmes passent infiniment mieux le cap de la cinquantaine que les Européennes.

Elles ne sont absolument pas pudiques et se dévêtent totalement afin d'être examinées. Elles sont toutes fabriquées sur le même modèle : petites, minces et très fines. Leurs corps sont ceux de fillettes, et les instruments médicaux sont donc proportionnels à leur gabarit. Par exemple, les spéculums utilisés sont de plus petite taille qu'en Occident. Les forceps également.

Elles sont très respectueuses du médecin, mais sont d'une grande exigence. Car si elles ont souvent parcouru des centaines de kilomètres pour voir un médecin, la réussite doit être au bout.

Lors d'un accouchement ou d'une grosse intervention chirurgicale, un cortège de vingt personnes minimum accompagne toujours la patiente. Tous les membres de la famille se cotisent pour que l'un des leurs puisse avoir accès aux soins. Le médecin est porté aux nues quand il n'y a aucune complication, par contre à la moindre faille il doit rendre des comptes.

Il n'est pas rare de voir une femme arriver en consultation à 5 heures du soir, avec des fibromes de vingt centimètres, comme on n'en voit plus en France, et s'entendre dire : « Je veux être opérée demain matin, pour repartir deux jours plus tard. » Ce qui est fait sur-le-champ.

Il m'est même arrivé, après quatorze heures d'avion, d'être accueilli par une ambulance qui m'emmena directement à l'hôpital pour opérer.

Cette expérience aura été pour moi une merveilleuse aventure humaine qui continue.

L'apport de la péridurale et des techniques comme la chirurgie par voie cœlioscopique auront été les francs succès de cette mission.

En Italie

Il y a dix ans, j'ai consulté dans la Ville éternelle. À force de soigner des Italiennes venant à Paris, un jour, une de mes amies m'a suggéré qu'il serait plus simple d'aller là-bas.

Tope là, et me voilà parti pour Rome... Pas à plein temps, mais à raison de trois jours par mois afin de ne pas pénaliser ma clientèle parisienne.

Quel bonheur pour moi qui fantasmais depuis tout petit sur Laura Antonelli, Sofia Loren, Virna Lisi... Mon type de femme ayant toujours été ces magnifiques Italiennes, ancrées à tout jamais dans l'imaginaire masculin comme des modèles de féminité, de beauté et d'élégance. À ma grande surprise, elles étaient loin des clichés de mon enfance, et beaucoup moins apprêtées et coquettes que dans d'autres pays. En revanche, j'ai rencontré des femmes agréables, extrêmement sympathiques, et chaque consultation était un véritable plaisir.

De nature extravertie, elles n'en sont pas moins pudiques et font partie de ces femmes qui n'envisagent pas de se faire ausculter totalement nues. Là aussi des blouses en papier sont à leur disposition à côté de l'endroit où elles se dévêtent.

Je me suis retrouvé en consultation face à des femmes de quarante à soixante ans désespérées, prêtes à tout pour régler leurs angoisses et leurs problèmes hormonaux.

J'ai été stupéfait de constater qu'à cette époque le corps médical ne faisait rien pour elles.

Dans ce pays voisin de nous, la nature prime par-dessus tout, et culturellement il n'était donc pas question de la contrer en traitant les anomalies hormonales, alors que les femmes étaient très demandeuses.

Au Liban

J'ai toujours beaucoup soigné de femmes libanaises des grandes familles de la communauté chrétienne. Ce qui m'a toujours charmé chez elles, c'est leur extrême féminité. Les traitements hormonaux de la ménopause sont des pratiques peu répandues dans ce pays, mais elles ont réussi non sans faute de moyens à contrecarrer les effets du vieillissement par un entretien forcené de leur physique et de leur corps à travers un grand nombre de cosmétiques et de thérapies, et grâce à une très bonne hygiène de vie.

Bien évidemment, ce genre de choses n'est pas à la portée de tout le monde et nécessite un niveau de vie matérielle élevé, associé à une philosophie née des terribles épreuves traversées par ce pays.

Ces femmes sont des patientes extrêmement exigeantes. Elles veulent systématiquement un rendez-vous dans les quinze minutes, toujours pour des raisons très importantes, et de préférence accompagnées de leur sœur et de leur copine.

Néanmoins, j'ai un attachement particulier pour ces femmes, et leur côté méditerranéen me rappelle ma prime enfance.

En Afrique

Les missions que j'ai effectuées en Afrique sont à des millions d'années-lumière de toutes ces préoccupations. C'est l'humanitaire qui prime, et la survie qui prédomine. En parler en quelques lignes serait minimiser toute la magie des pays qui la composent.

Toutes ces expériences ont été chacune dans leur domaine de très belles et de très fortes aventures humaines. Découvrir ce qui se passe hors de nos frontières permet de prendre du recul et de s'enrichir au contact de nouvelles cultures.

Un point commun cependant réunit toutes les femmes : elles sont courageuses et fascinantes.

Conclusion

J'exerce le plus beau métier du monde. J'accompagne les femmes à travers toutes les étapes de leur vie, avec toujours la même émotion. Jamais je ne serai blasé de voir une de mes patientes sourire à l'annonce de sa grossesse, jamais je ne serai insensible à la tristesse de l'une d'entre elles face aux douleurs de la vie. Comment ne pas être ému d'extirper un petit être du corps de sa maman, d'être le premier à lui souhaiter bienvenue sur terre ?

Le nombre d'années ne peut altérer la puissance de ces sentiments parce qu'ils sont l'essence même de la vie.

Trop impliqué peut-être, mais, en grand affectif que je suis, chacune de mes patientes est unique et fait partie de mon histoire comme je fais partie de la leur. Je prends le temps de les écouter parce que soigner un corps sans se préoccuper de l'esprit serait accomplir sa tâche à moitié.

Avec moi, elles ne peuvent pas tricher. Elles se mettent totalement à nu dans tous les sens du terme.

Je suis leur confident et je le revendique avec fierté. Souvent, je suis le seul détenteur de leurs secrets. Les faux-semblants n'ont pas cours dans mon bureau qui s'érige en coffre-fort de leurs mystères. Elles savent qu'elles peuvent tout me dire parce que mon rôle n'est pas de juger. Malgré tout, quand je pressens qu'elles mettent en péril leur bonheur, je ne peux me retenir de les mettre en garde.

Je suis également là pour rassurer, et la vie est parfois tellement difficile qu'il me paraît essentiel de ne pas se prendre trop au sérieux et d'agrémenter mes consultations de quelques notes d'esprit. Majoritairement apprécié, mon sens de l'humour m'a permis de recueillir une clientèle de femmes charmantes qui savent qu'en venant me voir elles prennent le risque d'un éventuel sourire.

Faire l'unanimité est malheureusement impossible, et certaines préfèrent des confrères qui se sentent obligés d'afficher un air glacial propre à l'importance de leur profession, croient-ils.

Pour moi, le niveau de compétence d'un médecin ne se mesure pas à son aptitude à refroidir ses patientes.

Je me suis fixé pour mission de les aider, et ma vocation prend toute sa dimension dans les moments de grande déstabilisation. L'approche de la cinquantaine est une des étapes clés de la vie d'une femme. Je me fais donc un devoir de les aider et de les rassurer lorsqu'elles sont trop fragilisées par ces modifications hormonales, c'est-à-dire lorsqu'elles s'estiment écartées des critères de féminité.

Je me sens très proche de ces femmes qui entament la seconde partie de leur vie. Depuis toujours, même à mes débuts, les femmes de quarante et cinquante ans étaient celles que j'affectionnais le plus. Moins dans la séduction que les plus jeunes, elles ne font régner aucune ambiguïté entre nous. Les rapports sont simples, les conversations plus profondes, plus philosophiques. On est à deux doigts de la sagesse.

J'ai donné toute mon énergie, j'ai sacrifié mille et une nuits pour ce métier sans jamais rien regretter tant il me passionne et me bouleverse.

La femme est un trésor sacré, infiniment respectable et résolument admirable, qu'elle ait vingt ans, quarante ou soixante ans.

Et dans le tourbillon que provoquent certaines étapes de leur vie, et plus particulièrement à la ménopause, je suis le passeur de cette nouvelle temporalité.

Si l'espérance de vie ne cesse d'augmenter, le temps où la femme ne sera plus apte à concevoir va devenir plus long que ses années de fécondité.

Les femmes vivront donc plus longtemps dans l'impuissance de concevoir.

Les années de reproduction seront les années d'exception. Peut-être qu'à ce moment-là notre société occidentale se verra obligée de valoriser la ménopause.

En prenant de la distance avec l'image archaïque du ventre originel, on va de plus en plus voir évoluer les mentalités vers une image féminine qui sera parfois symbole maternel, parfois amante, mais aussi et surtout, tout à la fois.

La féminité ne s'arrête pas aux années de fécondité, et quand on observe les femmes de cinquante ans et plus aujourd'hui, on en a la preuve irréfutable, même si la ménopause donne parfois lieu à un temps de mélancolie. Cette sensation de vide doit permettre de construire une autre représentation de la femme, intégrant la distance qu'elle doit prendre avec la maternité.

Toutes les questions qui amènent les femmes à réfléchir sur elles-mêmes à chaque nouvelle étape de leur vie leur permettent de réviser leurs priorités, de faire leur autocritique, de prendre de la distance avec certains aspects de la vie superficiels, et d'acquérir plus de profondeur. Se remettre en question permet de se surpasser, d'être soi-même en devenant meilleur.

Ce qui est certain, c'est que chaque femme vivra cette crise de milieu de vie différemment selon sa propre personnalité et en fonction de plusieurs facteurs : de sa capacité à s'adapter au changement, de sa situation affective, de son activité professionnelle.

C'est l'heure où la femme s'épanouit dans une nouvelle sexualité, libérée de l'angoisse inconsciente du risque de fécondité. Elle modifie le regard qu'elle porte sur son partenaire, qui n'est plus simplement père ou père en puissance. Il devient l'amant.

Il est essentiel de se délester des conformismes et des idéaux intenables pour pouvoir être soi-même, c'est-à-dire quelqu'un d'unique.

Et même si certaines femmes regardent les plus jeunes en regrettant de ne plus être aussi lisses, ni aussi fermes, elles devraient se demander si elles étaient plus heureuses à cette époque-là. Quelques rides n'ont jamais empêché l'accession au bonheur, et le pouvoir de séduction ne connaît pas d'âge limite. Il peut même s'intensifier quand on se sent en accord avec soi-même.

La féminité n'est jamais totalement acquise, elle est donc toujours en train de s'accomplir.

Table

Cet ouvrage a été composé et imprimé par la
SOCIÉTÉ NOUVELLE FIRMIN-DIDOT
Mesnil-sur-l'Estrée
pour le compte des Éditions Plon
76, rue Bonaparte
Paris 6e
en mai 2008

Imprimé en France
Dépôt légal : juin 2008
N° d'édition : 14333 – N° d'impression : 90092